最速で見た目を変える

# 身長を3センチ高くしてデキる男になる方法

WAVE出版

最速で
見た目を
変える

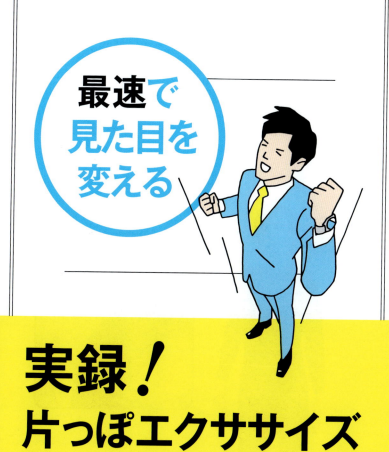

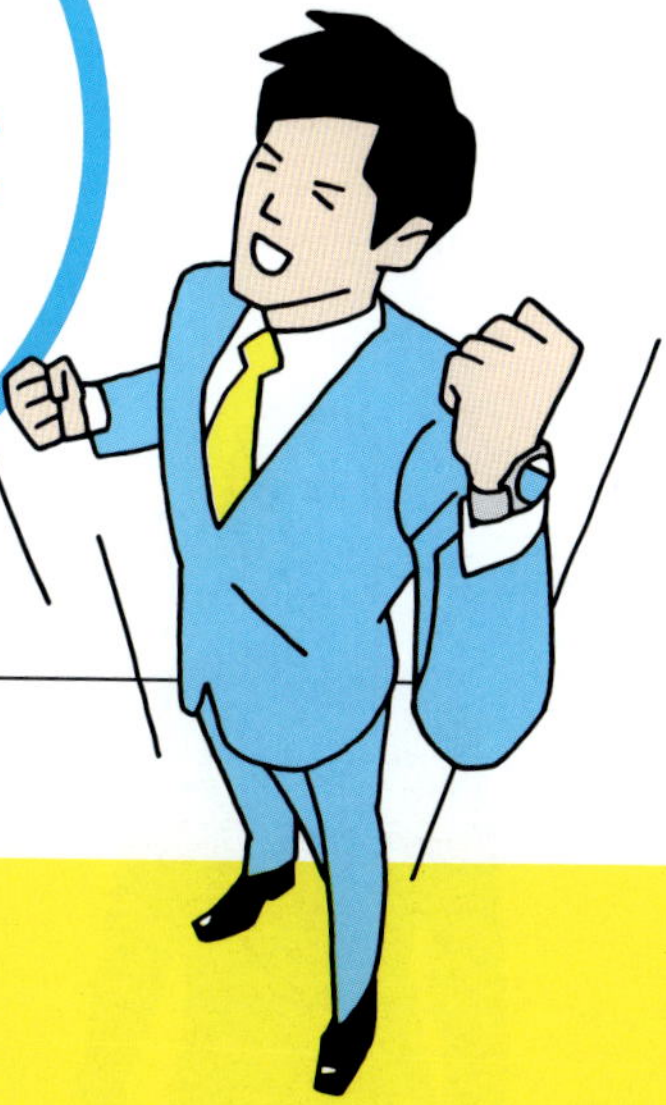

# 実録！
# 片っぽエクササイズ

「たった5分で本当に身長が伸びるの？」という疑問を解消するために、姿勢に悩みがある30代の男性にモデルになってもらい、実際に「片っぽエクササイズ」を試してもらいました！

# Before

| date | Tさん（32歳） |
| --- | --- |

□ 身長：173センチ
□ 体重：68キロ
□ 診断：左右の肩の高さに差があり、
首も傾いています。典型的な猫背です。

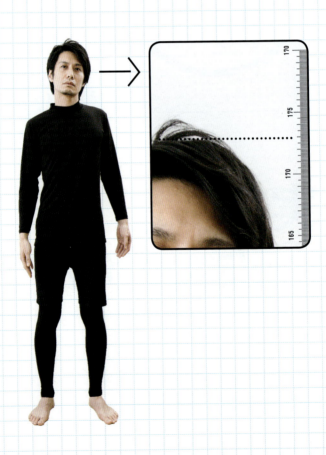

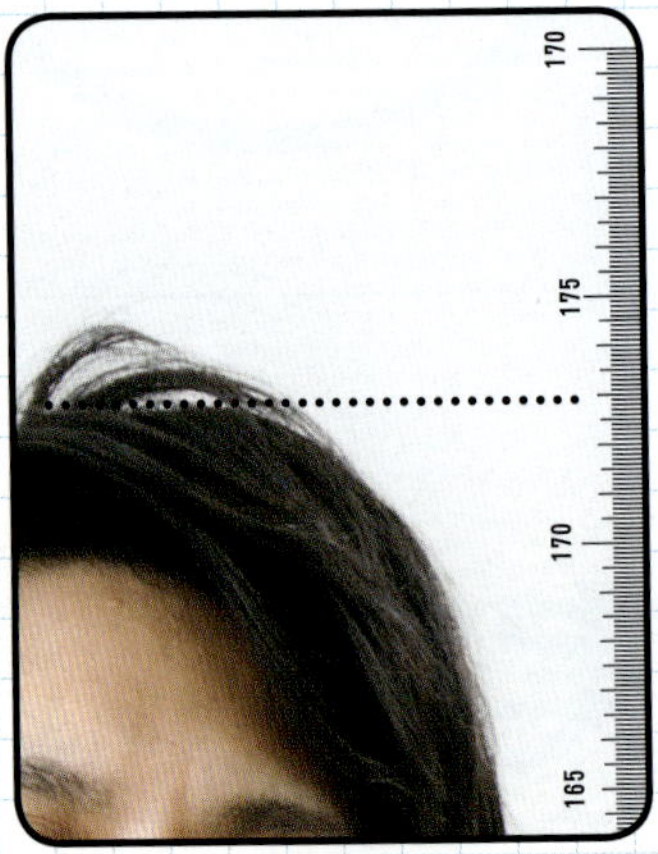

# After

「片っぽエクササイズ」によって全身の筋肉、筋膜がほぐれ、肩の左右差や首の傾きが改善。猫背が治り、身長は3.5センチ伸びました。左右のバランスの整った美しいスタイルに。

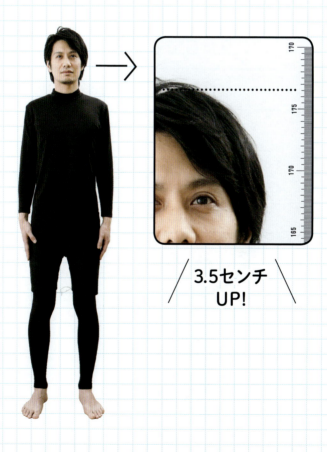

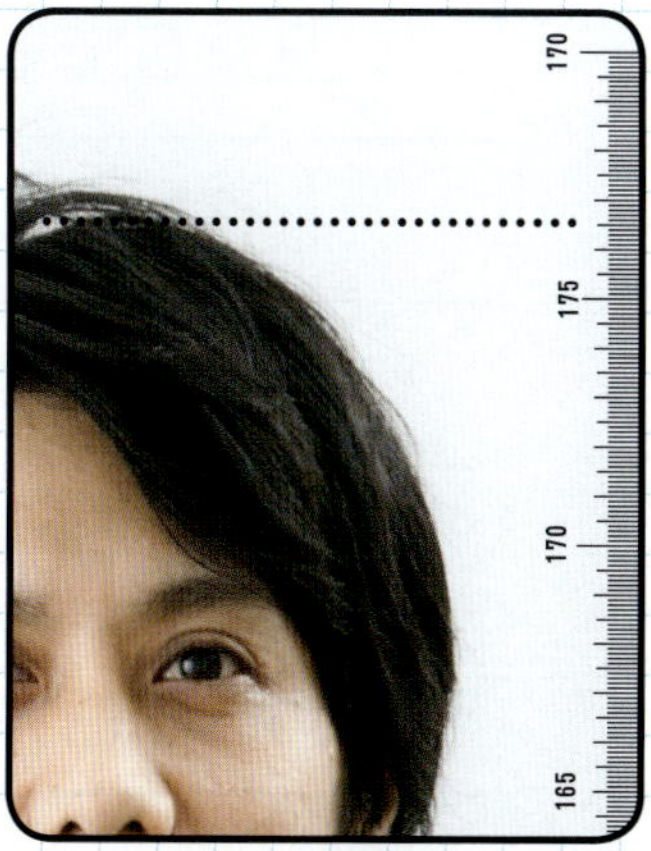


3.5センチ
UP!

## たった５分の「片っぽエクササイズ」で得られること

見た目でトクをする

体調がよくなる

メンタルが安定する

仕事の効率が上がる

判断力・決断力がアップする

etc…

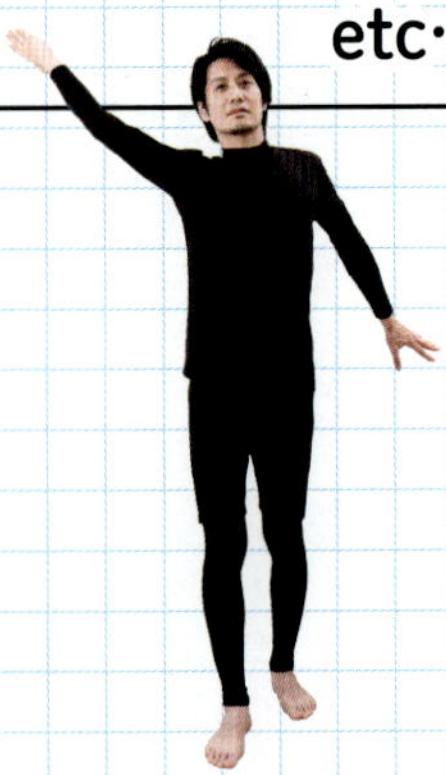

これが「片っぽエクササイズ」！

詳しくはＰ26へ。

# 身長を3センチ高くしてデキる男になる方法

# はじめに

あと3センチ背が高かったら……。

この本を手に取ってくださった方は、一度はそう思ったことがあるのではないでしょうか。

本書では、姿勢のゆがみや前後左右の筋肉、筋膜のアンバランスを整えることで自分の最大身長を導き出すエクササイズ＝「片っぽエクササイズ」を提案しています。

私は東京の渋谷区と滋賀県の長浜市で、カイロプラクティックの治療院を経営しています。肩こりや腰痛などで来院される方々の姿勢のゆがみや、筋肉、筋膜のアンバランスを調整すると、身長が平均で3～5センチ伸びることに気づきました。

また、職業柄、街を歩く人の姿勢につい目がいくのですが、最近は子どもも大人も姿勢が悪い人が増えていると感じます。スマホを片手にうつむき加減で歩く人、猫背で足を引きずるように歩く人……。「姿勢さえ正せばもっと身長が高く、堂々として見えるのに！」と思ってしまいます。

そこで私が考案したのが「片っぽエクササイズ」です。

自分の姿勢の悪さを自覚していない方も多いと思います。そこで第1章では、自分自身のゆがみを知ってもらうチェック項目を用意しました。第2章では、身長が低くなる原因を4つに分けて説明しています。第3章では、もともとリハビリ業界に端を発し、最近ではアスリートのトレーニング方法に応用されている筋膜のつながり「アナトミートレイン」や、人体の「テンセグリティ構造」について説明しながら、「片っぽエクササイズ」でなぜ身長が伸びるのかを解説しています。第4章では、特に30代、40代の男性が悩まされる不調を改善する「症状別・片っぽエクササイズ」を紹介します。不調を改善すると同時に、身長も伸ばすエクササイズをぜひ試してみてください。そして第5章では、私自身の実体験を交えながら、「片っぽエクササイズ」を生み出した理由を語らせていただきました。

私は仕事柄、経営者やアスリートの方々と接する機会も多いのですが、いつも思うのは「仕事のできる人たちは大きく見える」ということ。いわゆる「デキる男の人」は皆、背筋がピシッと伸びていて立ち振る舞いが堂々としています。実際の身長が高い、低いではなく、大きく見えるのです。それがオーラなのかもしれません。

姿勢がよくなれば、身長は必ず伸びます。そして身長が高くなれば、目線が上がります。目線が上がれば、見える世界が変わります。

本書を読み終えるころには、仕事も人生も上昇気流にのっていることでしょう。ワクワクしながら、読み進めていただければ幸いです。

# もくじ

## 第2章

## 第3章 身長と筋肉の関係を知れば世界が広がる

## 第4章 不調を改善して上昇スパイラルにのる ―― 77

第1章

# 「片っぽエクササイズ」で身長は3センチ伸びる

## 思春期を終えると身長の伸びは止まる

子どものころは身体測定が楽しみで、どれだけ背が高くなったか、胸を躍らせながら計ってもらったことを思い出します。身長が伸びていくにつれて、大人の男性に近づけたような誇らしさや喜びを感じていました。

身長が伸びるということは、骨が伸びることです。正確には、骨の両端にある骨端線というやわらかい軟骨の部分が膨張して伸びていきます。骨端線が完全に骨化して閉じてしまうと、いわゆる「身長が止まった」状態になります。骨端線が閉じる時期は、思春期の終わりごろです。平均すると男性は17~18歳前後、女性は15~16歳前後だといわれていますが、かなり個人差があります。まれにですが、思春期を過ぎてもまだ骨端線が固まらず、大人になっても身長が伸び続ける人もいます。

## 身長は40歳から縮む!?

「横幅は努力で変えることができても、縦幅は変えられない」と言う人がいます。横幅とは、体重や体脂肪率のこと。肥満体型だったのを運動や食事制限によってスリムにしたり、筋肉を鍛えてマッチョになることはできても、縦幅＝身長はそのままだという意味です。

身長をこれ以上伸ばすことはできなくても、現在の身長をこのまま維持できるだろうと考えている人は多いものです。

しかし、さまざまな理由で身長は簡単に縮んでしまいます。

「それは70代、80代になったときのこと」と安心していませんか？　アメリカのハーバード大学の研究によると、身長が縮み始めるのは40歳前後。10年で平均約1センチ縮むという結果が発表されています。

## 身長が低くなる原因とは？

人の体は昼間、起きている間にいろいろな動作をします。パソコンなどデスクワークの人、工場や調理場、お店の経営などで立ち仕事の人、営業職など外を動き回る人、肉体労働で体を使う仕事の人……。職種や生活習慣によってそれぞれ違いはありますが、多くの人が同じ姿勢のままでの作業、あるいは一定の動作のくり返しをしているので、左右前後の筋肉をバランスよく使うことはほとんど不可能。誰もが無意識のうちに、偏った筋肉の使い方をしているのです。

そうすると全身の筋肉のアンバランスが生じます。その結果、正しい姿勢を維持できなくなり、姿勢の乱れが起こります。姿勢が乱れると背骨のカーブ（弯曲）が強くなり、身長が1〜5センチほど縮んでしまいます。つまり、猫背になったり、背骨が横に曲がったりすると、正しい姿勢をしているときにくらべて身長が低くなるということです。

さらに、股関節や膝を曲げて立つクセがある人は、股関節や膝関節が伸びにくくなるので身長が縮みます。膝のO脚変形も身長を低くする原因になります。

「身長が低く見える」＝姿勢が悪いということなのです。逆にいうと、姿勢をよくすることで本来の最長身長を導き出すことが可能になります。

## なぜ「片っぽエクササイズ」で身長が伸びるのか

この章では、私が考案した「片っぽエクササイズ」をご紹介します。「片っぽエクササイズ」とは、その名のとおり、片側・片方だけのエクササイズのことです。

ではなぜ、片方だけのエクササイズで身長が伸びるのでしょうか。

「片っぽエクササイズ」では、まず自分の体のねじれやゆがみを簡単な方法でチェックします。そして、それぞれのゆがみに合わせたエクササイズを15秒おこないます。

第3章で詳しく紹介しますが、この「片っぽエクササイズ」は筋膜の連動を利用します。「逆行性の筋収縮」を利用して、全身のバランスを調整する。この調整法が「片っぽエクササイズ」です。

## 「最大身長を引き出す」ために

背を縮める原因である姿勢のゆがみは、アンバランスな形で固まってしまった筋肉や、それを覆う筋膜によって作られます。骨は筋肉に引っ張られて曲がったり、ゆがんだり、ねじれたりします。「片っぽエクササイズ」では、筋膜を動かして全身の筋肉のバランスを調整することで、骨が正しい位置に戻ります。これにより、本来の身長を取り戻す＝「最大身長を引き出す」ことができるというわけです。

意識して「姿勢を悪くしよう」と考えている人は誰もいないでしょう。無意識のうちに、いつもやってしまう姿勢のクセや体の動かし方によって、知らず知らずのうちに体がゆがんでいるのです。「片っぽエクササイズ」をおこなう前に、まず、自分の体がどんなふうにゆがんでいるのか知ることが重要です。

平らな壁と鏡さえあればできる簡単なゆがみチェックで、自分の姿勢を見直してみましょう。

# ゆがみCheck

## Front 正面

全身が映る鏡の前で、真っ直ぐ立ちます。

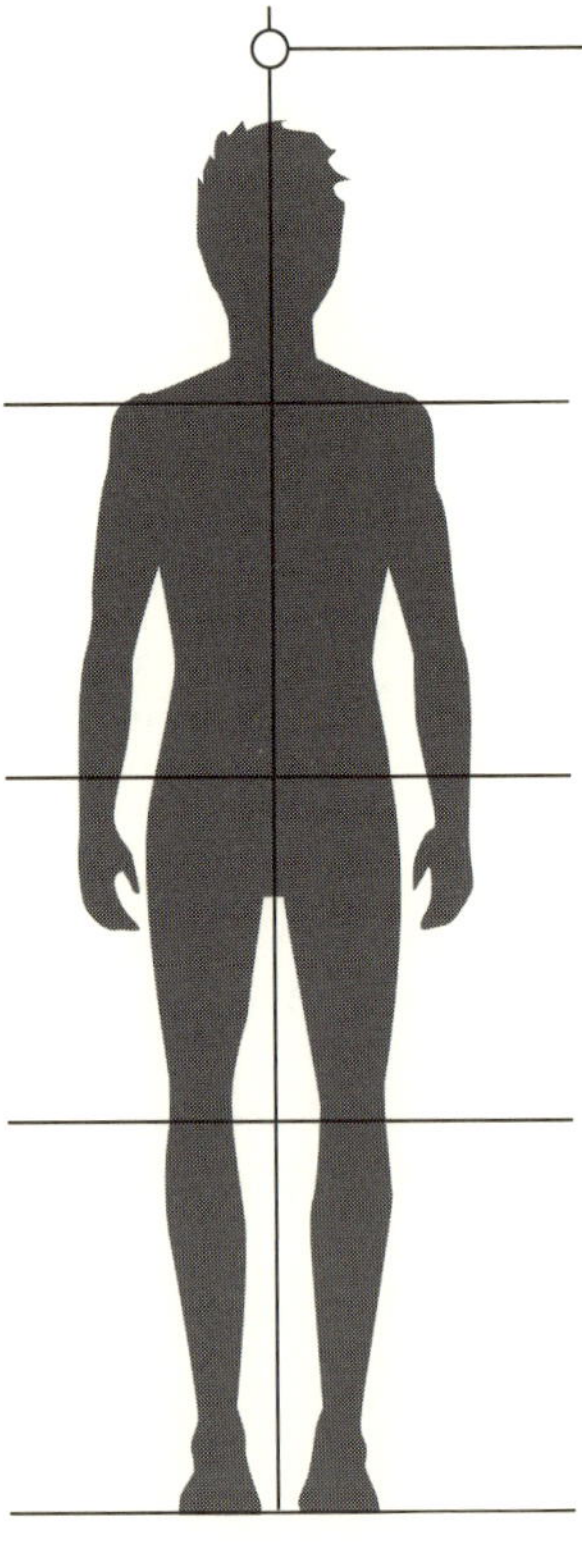

**中心軸**

おへそ・胸の中央・眉間の3点が縦に一直線になっているか。

**肩**

高さに左右差がないか。

**骨盤**

腰（グリグリっとしたところ）の高さに左右差がないか。

**膝**

膝の皿が正面を向いているか。高さに左右差がないか。

**足**

つま先が正面を向いているか。

チェック
ポイント

自分の体を客観的に見て、下記のポイントをしっかり確認してください。

**Side** 横

壁に背中をつけて、真っ直ぐ立ちます。

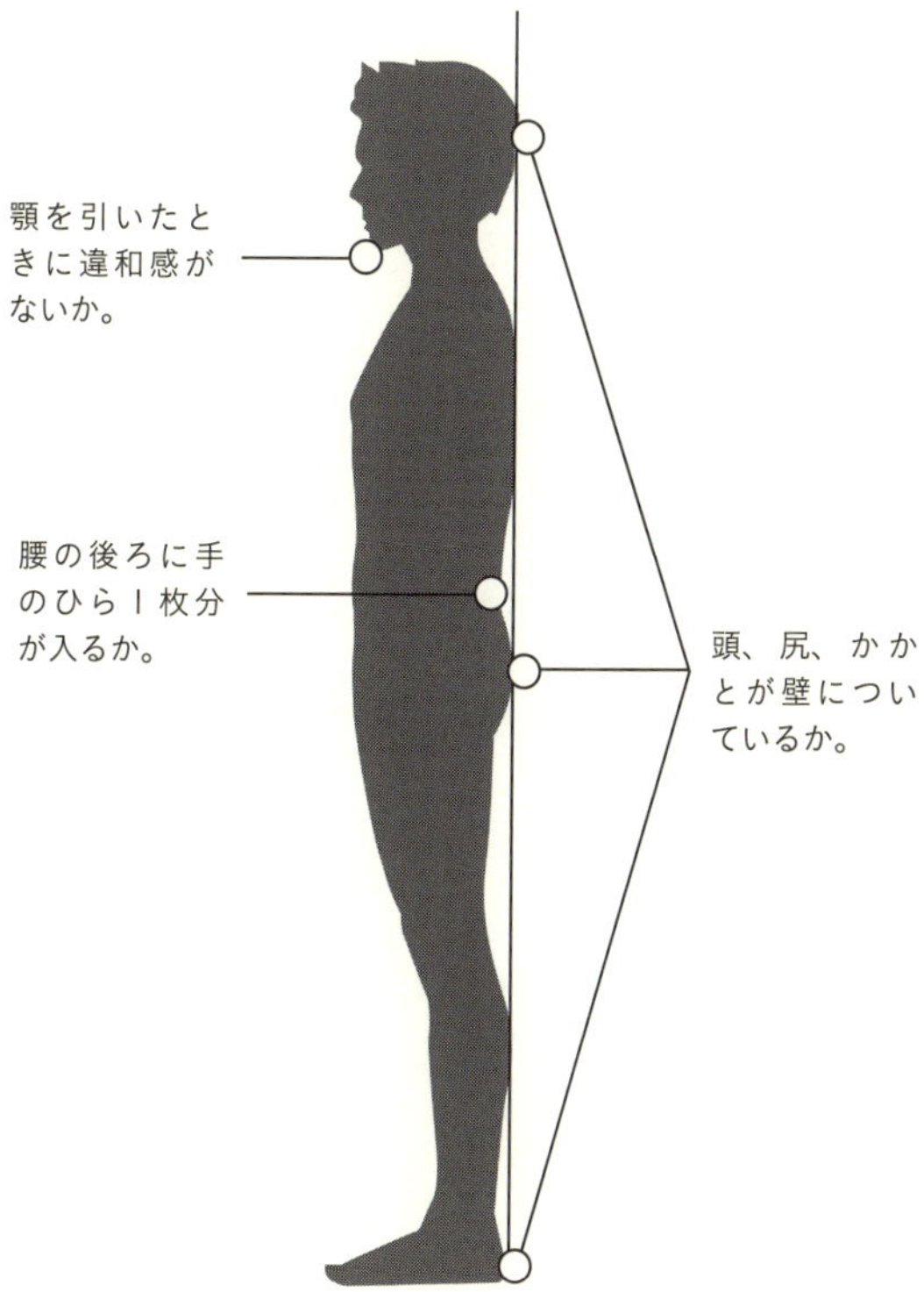

顎を引いたときに違和感がないか。
腰の後ろに手のひら1枚分が入るか。
頭、尻、かかとが壁についているか。

# ゆがみCheck

## Front 正面

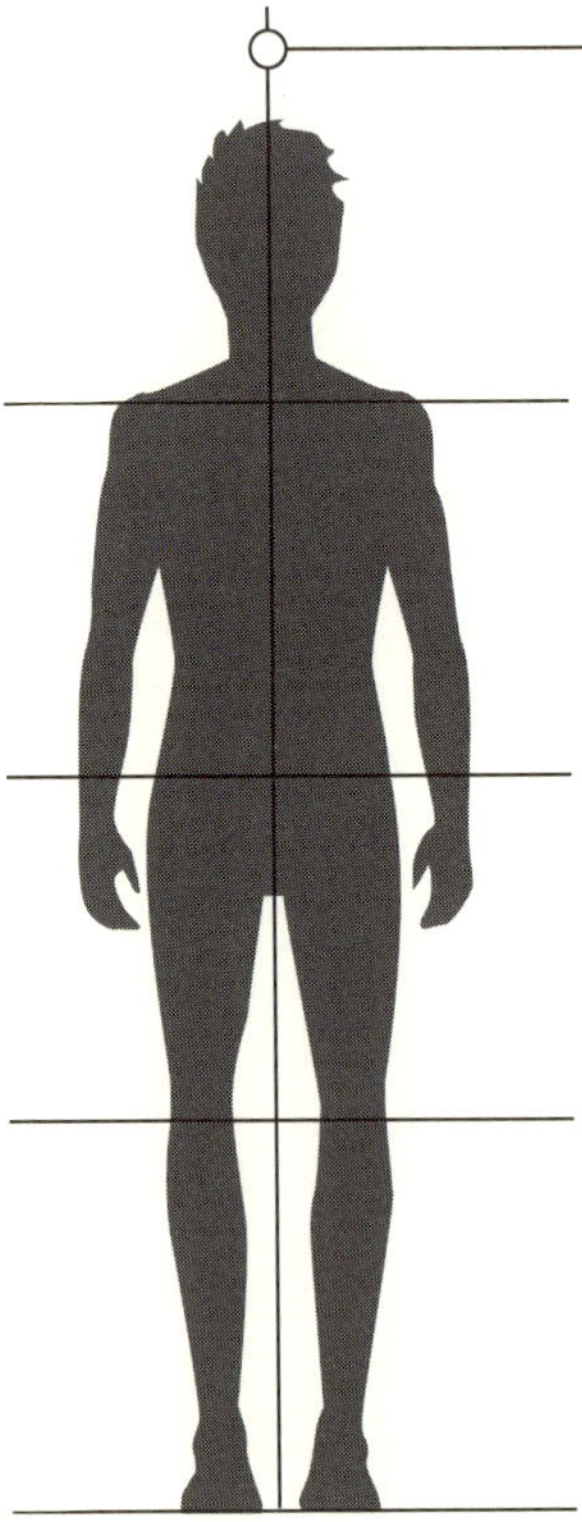

□ **Check!**
中心軸がずれていると、片足体重などが顕著な可能性があります。

□ **Check!**
肩の高さに左右差があると、首や背中の緊張が強い可能性があります。

□ **Check!**
骨盤の高さに左右差があると、腰の緊張が強い可能性があります。

□ **Check!**
膝の皿が正面を向いていない場合、O脚やX脚の可能性があります。膝の高さに左右差があると、骨盤のゆがみや脚の長さに差がある可能性があります。

□ **Check!**
つま先が正面を向いていない場合、ガニ股や内股の可能性があります。

## 自己診断 〉 自分の体のゆがみを把握するために、チェックボックスに☑しましょう。

### Side 横

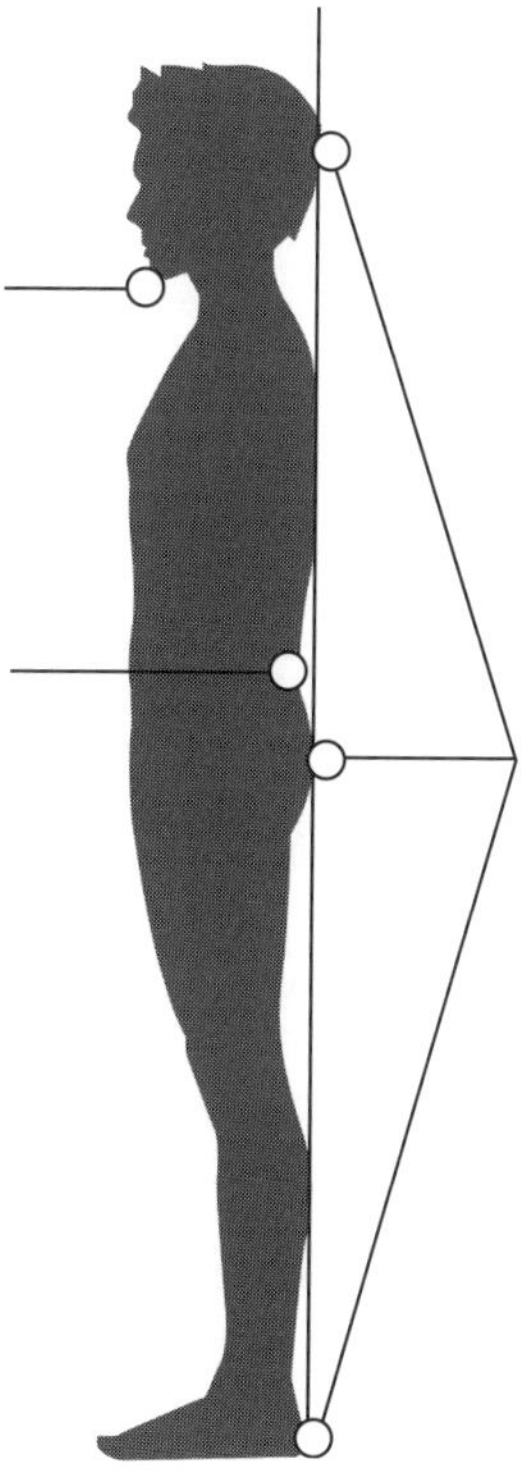

☐ **Check!**

顎を引いたときに違和感がある場合、首の付け根から背中にかけての丸まりが強くなっています。

☐ **Check!**

腰の後ろに手のひらが入らない場合、真っ直ぐな背骨（本来の背骨はゆるやかなＳ字カーブを描く）になっています。腰の後ろに拳が入ってしまう場合、反り腰になっています。

☐ **Check!**

背中だけしかつかない場合、腰が突き出した姿勢になっています。

## こんな姿勢のクセが身長を縮ませる

ここで30代以降の男性に多い、体のゆがみ、姿勢のクセをあげていきます。どれも身長を縮める原因になるものです。

### 猫背

正しい姿勢では、背骨はゆるやかなS字カーブを描きますが、猫背は首が前のめりになり、肩を内側に巻き込むようにして背骨がCの字を描くように丸くなっている状態です。正しい姿勢を保つ役割をする腹筋や背筋が弱っていると、猫背になりやすくなります。頭痛や肩こり、腰痛の原因になるほか、悪化するとめまいや手足のしびれ、メンタルの不調など、さまざまな不調を引き起こすリスクがあります。

### 背骨のゆがみ

背骨は骨盤を土台として上半身を支えていますが、体が左右どちらかにねじれたり、重心が偏ったりすることでゆがんでしまいます。同じ方向にばかり足を組んだり、寝るときに同じ側ばかり下にするなどの日常のちょっとしたクセが、背骨をゆがませる原因になります。

## 反り腰

腰を大きく反らし、お尻を突き出した姿勢です。ヒールのある靴を履く女性に多い悪姿勢ですが、メタボでおなかが出ている男性にも増えています。重心を後ろにコントロールしようとするあまり、背骨のS字弯曲が強くなって、身長が低くなってしまいます。姿勢をよくしようと意識するあまり胸を張り過ぎて、反り腰になってしまうこともあります。

## ストレートネック

首が真っ直ぐに伸びて、本来ならあるべき首の後ろ（頸椎）のゆるやかなカーブが失われた状態です。頭の重みで頸椎に負担がかかり、首の痛みや頭痛、めまいなどを引き起こします。最近問題になっている長時間スマホの操作をし続けることで起こる「スマホ首」も似たような症状です。

## 「身長＋3センチ」で上昇スパイラルにのる

体のゆがみを改善することで手に入るのは、身長が伸びることだけではありません。体が健康になる、メンタルが安定する、集中力がアップして仕事の効率が上がるなど、いいことばかり。

左右バランスのとれた正しい姿勢を身につけることで、得られるメリットは数えきれません。

### 身長が伸びる

身長が縮む原因は、悪姿勢から起こる筋肉のアンバランス、そして背骨のゆがみであることはくり返し説明してきました。それでは、「片っぽエクササイズ」で全身の左右のバランスを整えて、正しい姿勢を作るとどのくらい身長が伸びるのかというと、同じ人でも約3センチ変わってきます。身長が3センチ伸びると目線も上がり、自分に自信が持てるようになります。

## 見た目でトクをする

正しい姿勢でいると、相手に「きちんとした人」という印象を与えることができます。堂々として、自信があるように見えるので、商談やプレゼンの場でも相手を説得しやすくなります。反対に、いくら仕事ができても猫背で下を向いていると、ネガティブで自信のない印象を与えてしまい、見た目で損をしてしまいます。

## 体調がよくなる

正しい姿勢をしていると、全身の血流がよくなり、深い呼吸ができるようになります。全身のすみずみまで栄養や酸素を届けるのは血液の役割なので、食べたものの栄養がきちんと吸収されて、疲れにくくなり、頭もスッキリして集中力も上がります。免疫力が高まるので、病気を寄せつけない体になります。

## ダイエットしやすい体質に

正しい姿勢と悪い姿勢を比較すると、基礎代謝にかなり差が出るといわれています。太り気味で姿勢が悪い人は、正しい姿勢を意識して生活を送るだけでも基礎代謝が上がり、体温も上がるので、やせやすい体になります。体のためにジョギングや筋トレなどをしていても、姿勢が悪いままだとかえって筋肉のアンバランスを強める結果に。まずは姿勢を整えることが重要です。

## メンタルが安定する

最近では、自律神経を整える健康法が話題になっています。自律神経が乱れるとさまざまな体の不調が起こるほか、イライラしたり、気分が落ち込んだり、うつ病になりやすくなります。背骨は自律神経の塊なので、姿勢を正すと自律神経が正常にはたらくようになります。

また、正しい姿勢でいるとセロトニンという別名「癒しのホルモン」「幸せホルモン」と呼ばれる脳内物質が分泌されるので、メンタルが安定して、常にポジティブな気持ちで過ごすことができます。

## 仕事の効率が上がる

日本を代表する自動車メーカー、トヨタの工場の生産ラインでは、従業員が正しい姿勢で仕事ができるように工夫がされているそうです。これによって従業員が疲れにくい健康な体を維持できるので、生産効率や品質も上がるという考え方です。

姿勢がよくなると、それだけで仕事の効率が上がります。仕事を思いどおりにコントロールできるようになると自己評価も上がり、ますます自信を持って仕事に取り組むことができます。自分自身の手でよいスパイラルを生み出すことができるのです。

## 判断力・決断力がアップする

ハーバード大学の研究では、正しい姿勢をすることで「テストステロン」という男性ホルモンの分泌が増えると発表されています。テストステロンは脳の認知機能にも関係していて、増加することで仕事や趣味への意欲が高まったり、決断力や判断力がアップするといわれています。

人生は決断の連続だとよくいわれますが、日常生活の中の些細な決断から人生の大きな決断においても、前向きな選択ができるようになるためにも姿勢は重要です。

次ページから、正しい姿勢を作る「片っぽエクササイズ」の基本を紹介します。特別な道具や準備は何も必要ありません。たった5分で、身長が高くなって目線が上がったことを実感できるはずです。

# Let's Try! 片っぽエクササイズ

## Check

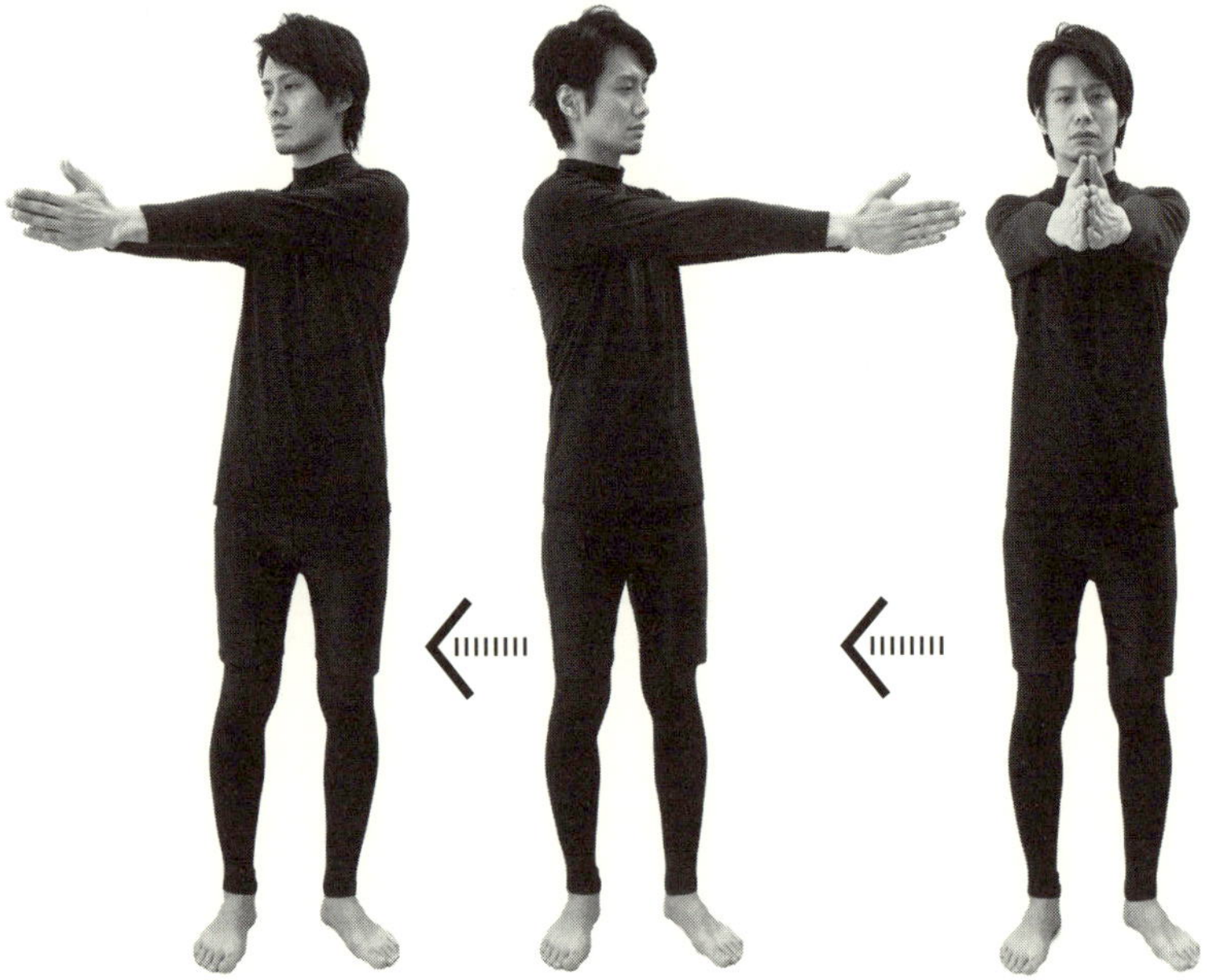

両足を肩幅くらいに開いて立ち、両腕を前に真っ直ぐ伸ばして左右の手のひらを合わせる。下半身は正面を向いて、両手を合わせたまま上半身を後ろにひねったときに、左右どちらがラクにできたかをチェック。

| | |
|---|---|
| 基本の形 | 主要なアナトミートレインを使って<br>足裏から頭までの縦のラインを整えます。 |

## 縦ラインExercise

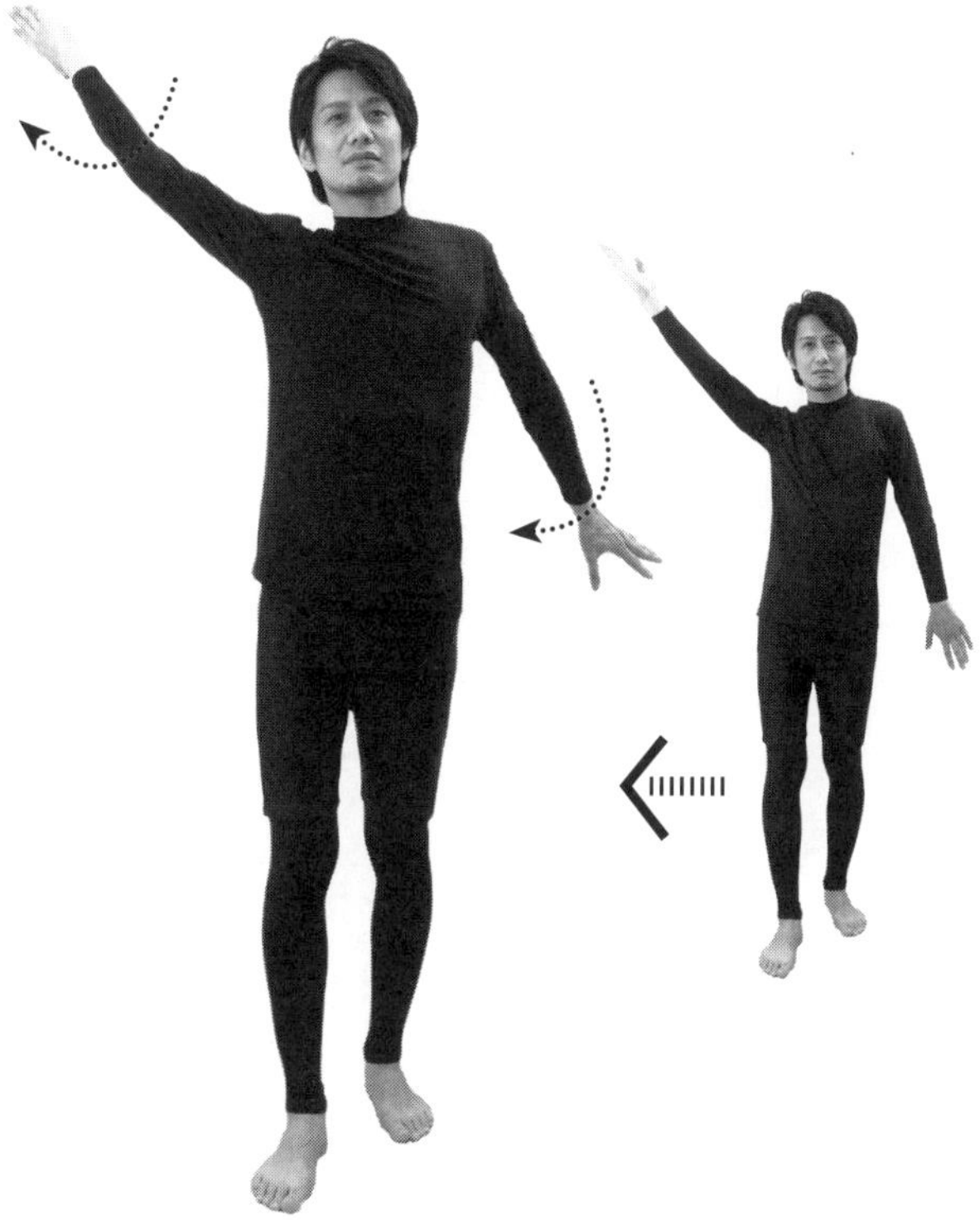

ラクにひねることができた側の腕を斜め上45度に上げ、もう片方の手は下に下げる。上げた腕は手のひらを上に向けるように回しながら伸ばし、下の腕は親指側に回しながら後ろに伸ばす。このまま10秒キープ。

# Let's Try! 片っぽエクササイズ

## Check

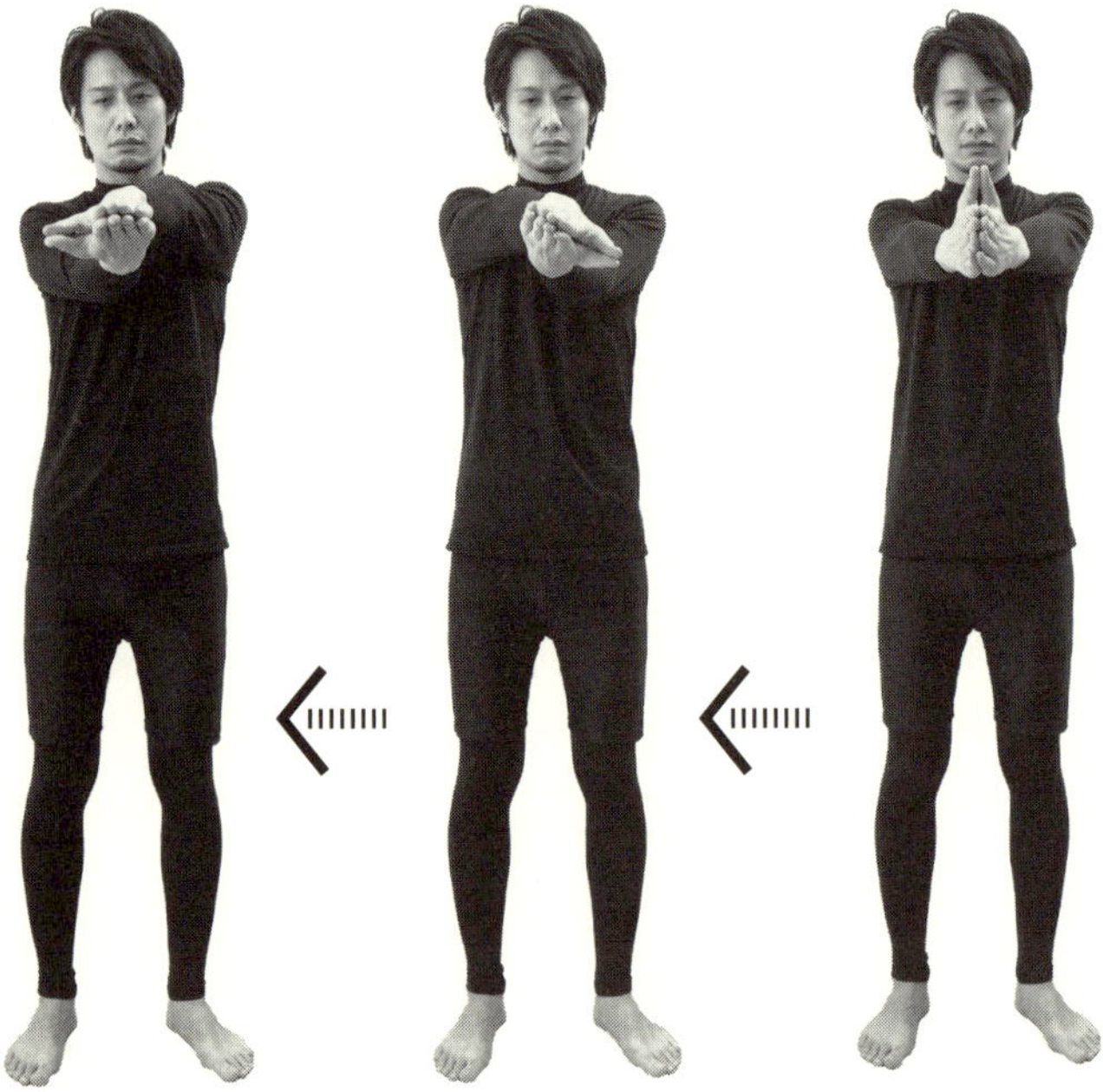

両足を肩幅くらいに開いて立つ。両腕を肩の高さまで上げて前にまっすぐ伸ばし、左右の手のひらを合わせる。両手を合わせたまま、左右に倒したときに、左右どちらがラクにできたかをチェック。

基本の形 ＼ 主要なアナトミートレイン＋両手の指先までの横ラインにアプローチします。

## 横ラインExercise

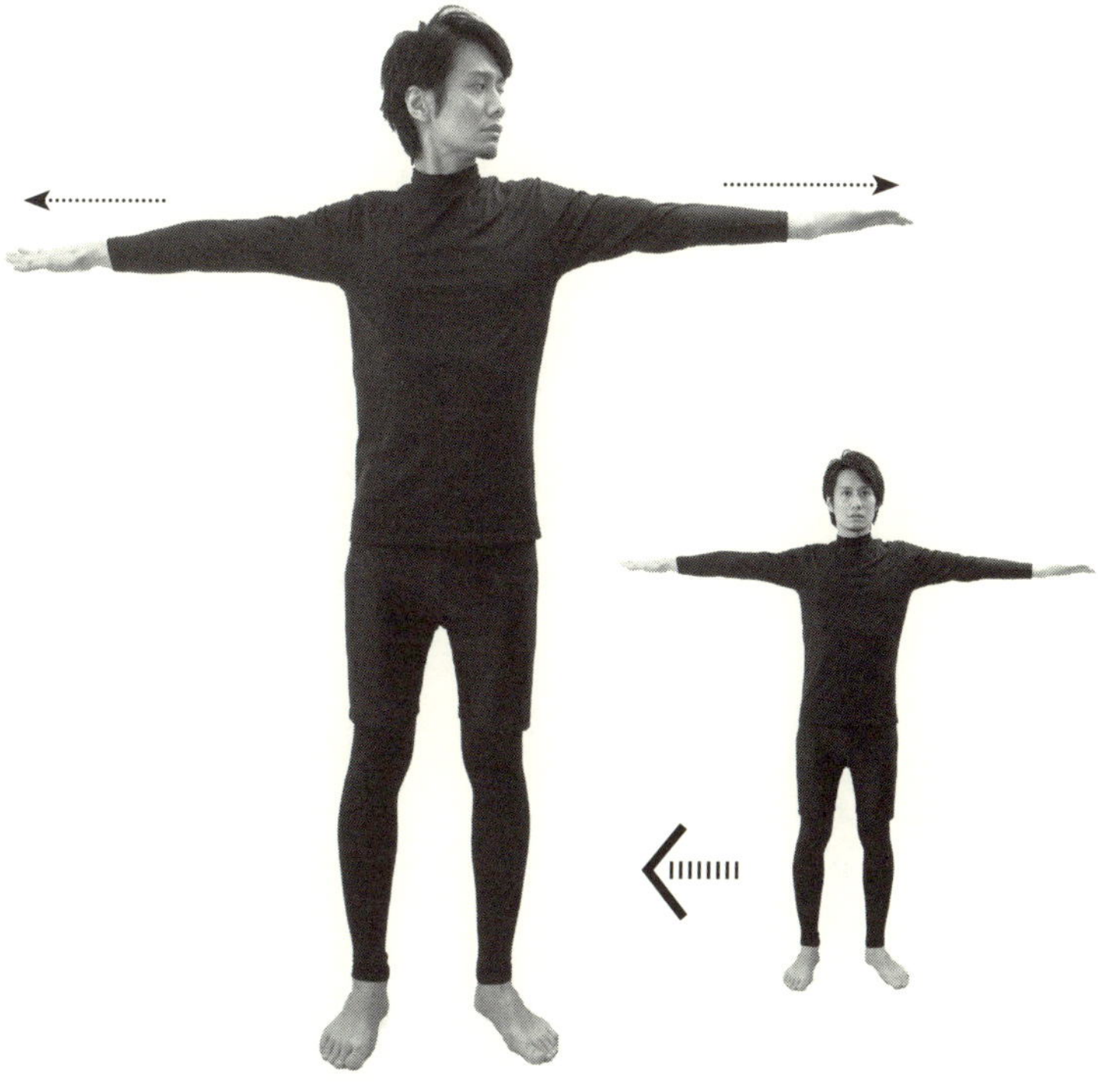

両手を左右に開き、Check でラクに倒すことができた側の手のひらを上に向け、反対側の手のひらを下に向ける。顔は手のひらを上にした方を向き、指先を引っ張り合うように伸ばす。このまま 10 秒キープ。

# Let's Try! 片っぽエクササイズ

## Front

After　　Before

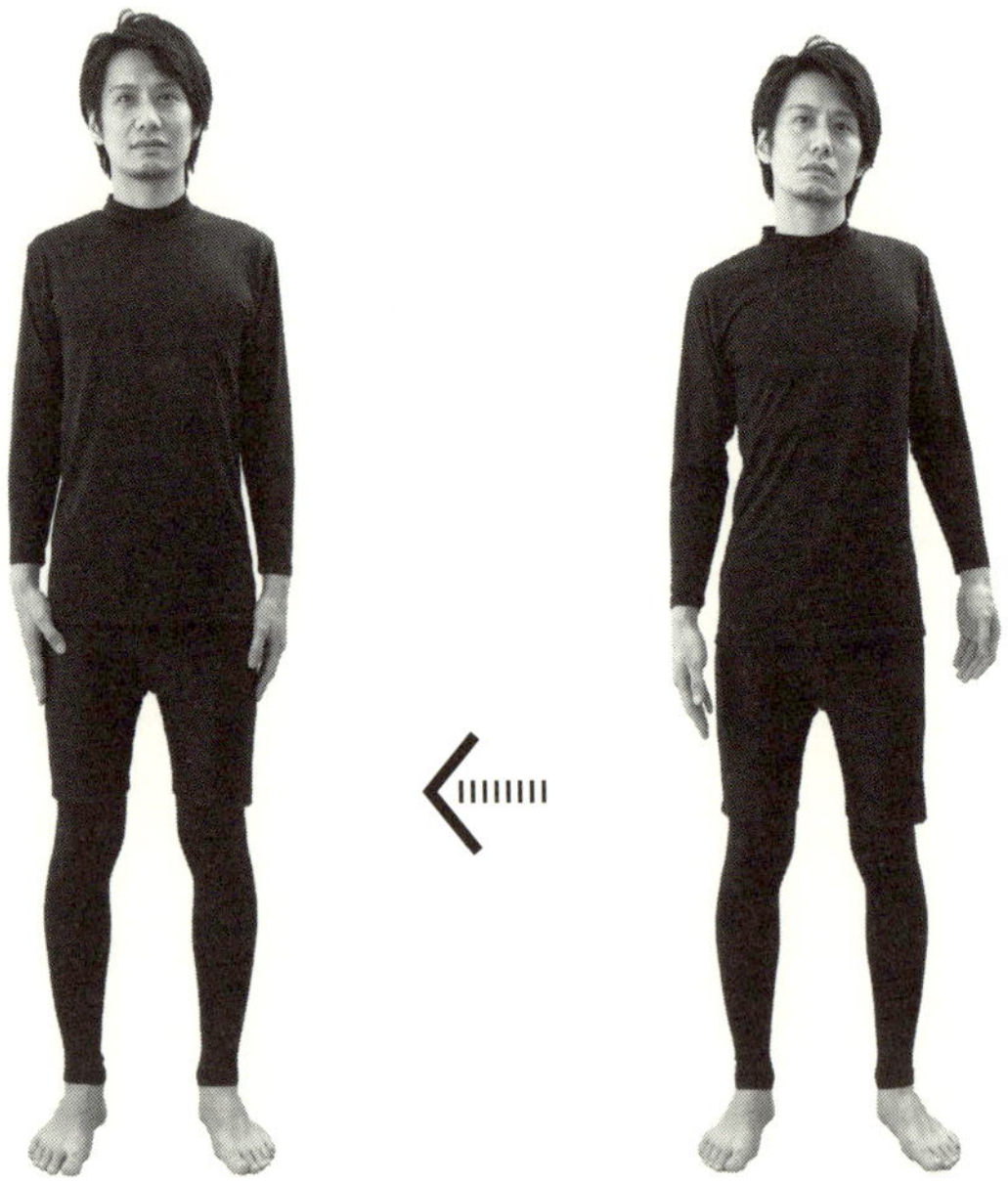

Beforeは猫背で右の肩が下がり、腰がねじれていたせいで左右の腕の長さも違っていたのが、Afterでは左右の肩の高さが揃い、背筋も伸びて腕の長さも差がなくなっている。身長も高くなり、好印象を与える外見に！

## Before & After ＼ 朝５分の「片っぽエクササイズ」で こんなに印象が変わります！

### Side

After　Before

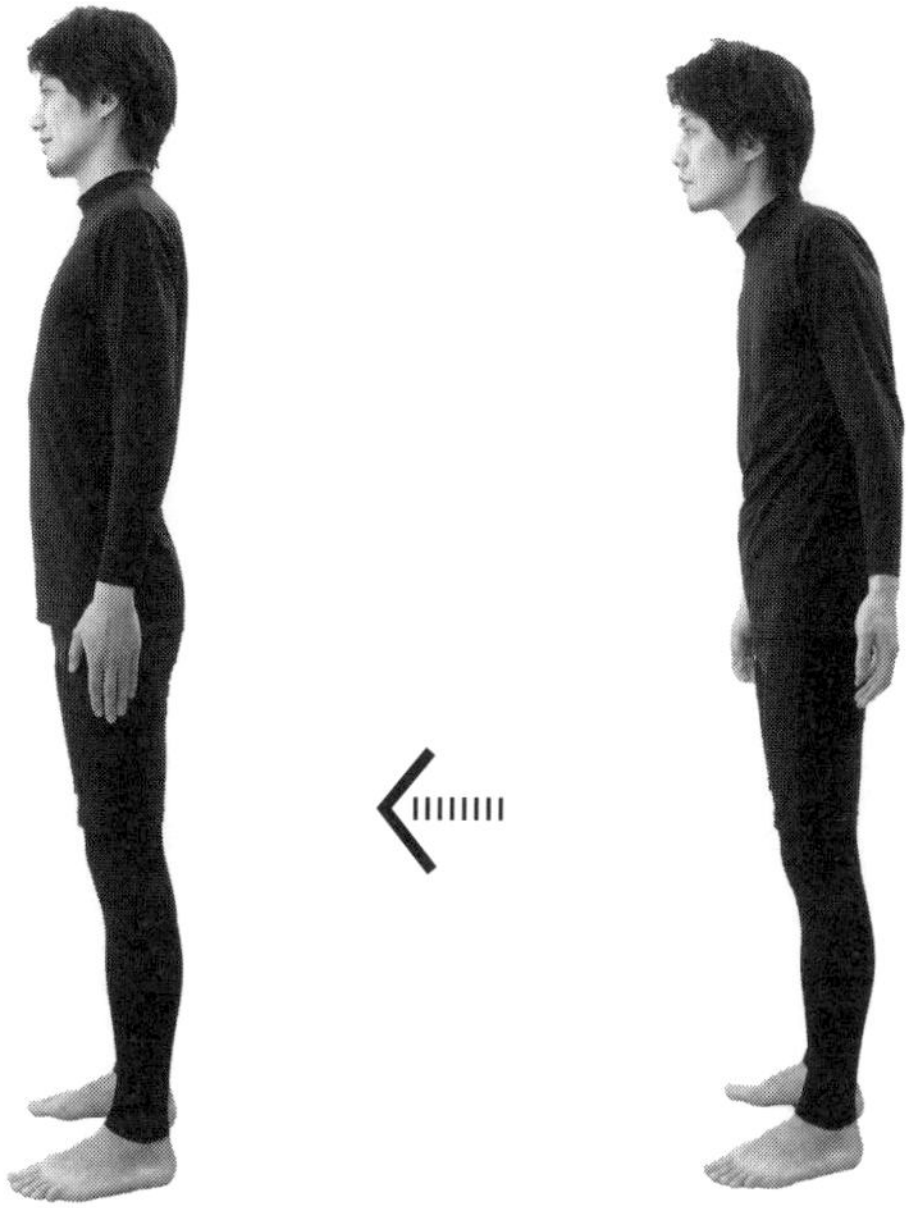

Beforeは背中が丸まって、首もストレートネック気味なので、実年齢の32歳よりもずっと老けて見える。Afterでは背筋が伸び、頭が本来あるべき位置に戻ったので重心が安定し、若々しくシャープな印象に変わった。

# 実録 片っぽエクササイズで身長が高くなった！①

大手アパレル会社にお勤めの35歳の男性Aさん。ショップの店長に昇格するにあたり、身長があと4センチ足りず、あきらめかけていたところ、知人の紹介で私の施術院に来院されました。

ファッション業界では、社員が自社ブランドの商品を身に着けて店頭に立つことで、モデルや広告塔の役割を担う場合があります。一般には公にされていませんが、Aさんの会社のように「何センチ以上ないと昇格できない」と、暗に身長制限を設けている会社も数多くあるそうです。

Aさんは、かなり猫背がひどく、自身の最大身長より身長が低く見えてしまっていましたが、一度施術しただけで、5センチも身長が伸びました。

身体測定のおこなわれる日まで、私が指導した「片っぽエクササイズ」を毎日実践していただきました。体の左右バランスが整って、猫背が治ったことで、4センチの壁をクリアすることができて、無事、店長に昇格できたそうです。

# 第2章

# 身長を意識した生活で未来は変わる

## 身長が縮む人と縮まない人の違い

自分の親世代、祖父母世代を見ていると、多くの人が高齢になると腰が曲がって、身長が縮んでしまうという印象があります。しかし、近年の研究では、加齢で身長が縮む人と、縮まない人がいることが明らかになっています。

その差がどこにあるかというと、若いころの生活習慣です。

背筋を伸ばした正しい姿勢が習慣になっていた人、適度な運動習慣があり、骨を支える筋肉を衰えさせない生活をしていた人、ふだんからカルシウムやビタミンDなどを食事に取り入れて、骨粗しょう症を予防できた人などは、歳を重ねても今と変わらない身長を維持することができたと考えられます。

著名な俳優やタレントの中には、70歳、80歳を過ぎているのにぜんぜん老け込まないどころか、いつもエネルギッシュで、若いころとほとんど印象が変わらない人がいます。この人たちはスクリーンやテレビ、舞台などに出続けることで、多くの人から見られているという意識があるので、常にきちんとした姿勢を保つ習慣がついているからだと私は考えています。

この章では、日常生活の中に潜んでいる、身長が収縮してしまう原因や生活習慣をどのように変えていけばいいのかを解説していきます。

あなたのこれからの人生で、いちばん若いのは「今」です。今、何もせずに漫然と過ごすか、身長や姿勢を意識して、少し気をつけながら毎日を過ごすかで、今後の人生が変わってきます。腰が曲がって老け込んだ自分、背筋をピンと伸ばし、凛とした姿の自分。どちらがいいかは言わずもがなですね。

## 身長が縮んでしまう原因はこの4つ!

加齢とともに身長が縮んでしまう原因は、大きく分けて次の4つです。

①姿勢の悪さや骨格のゆがみ
②体内の水分減少
③筋肉の衰え・運動不足
④栄養の偏り

身長を縮めてしまう原因は、日常生活の中の意外なところにあったりします。まずは原因を知って、できるところから見直していきましょう。

身長が縮む原因
その①

# 姿勢の悪さや骨格のゆがみ

## 姿勢の悪さの原因は筋力の低下だった

姿勢が悪くなるおもな原因は筋力の衰えです。体を支える腹筋や背筋など胴まわりの筋肉が衰えたり、腹筋や背筋のバランスが崩れたりすると、正しい姿勢をキープできなくなってしまいます。筋力は30歳を過ぎると加齢とともに低下していきます。運動不足の筋肉を構成する「筋繊維」が委縮して細くなり、筋力ダウンを招くのです。

コペンハーゲン大学の研究によると、人が足をまったく動かさないでいると、たった2週間で筋力が若者で28%、高齢者で23%低下することが明らかになっています。

この研究では、元の筋肉量が多い人ほど、運動不足で失う筋肉量も多いそうなので、若いころは運動部に所属したり、スポーツを熱心にやっていたけれど、最近は遠ざかっているというような人は要注意です。

## 腹式呼吸で腹圧を高めて姿勢を安定させよう

筋力の低下だけでなく、腹圧が弱くなることも、姿勢が崩れる原因となります。腹圧とは、腹筋や横隔膜、骨盤底筋の緊張や収縮でおなかの中に生まれる圧で、わかりやすくいうと、トイレで便を排出するときにおなかにかかる力のことです。

腹圧がしっかりしていると重心が安定して、よい姿勢が保てますが、腹圧が弱くなると姿勢が崩れてしまいます。

腹圧は横隔膜を動かすことで高まるので、腹筋運動だけでは高めることはできません。大切なのは腹式呼吸をすることです。

横隔膜が上下に動いている様子を意識しながら、深く、大きく吸って、吐いてをくり返します。

人は常に呼吸をしています。逆にいえば、どこでも呼吸はできます。日常生活の中で、呼吸のしかたを意識するだけで違ってきます。

余談ですが、昔の人が着ていた着物は、帯を締めることでしっかりおなかを支えて腹圧を上げるので、正しい姿勢を保つためには理にかなった服装だといえます。

## こまめに肩甲骨を動かして猫背を矯正

「肩甲骨はがし」という言葉を聞いたことがありますか。整体院やマッサージ店のメニューで見たことがあるかもしれません。

肩甲骨は、背中の上の方にある、左右対となった三角形の骨です。肩甲骨を動かすと、鎖骨と肩甲骨をつなぐ「肩鎖関節《けんさかんせつ》」なども連動して動きます。本来は可動域が大きい骨なのですが、運動不足やデスクワークで肩甲骨を動かさないでいると、こり固まってしまい、猫背や肩こり、腰痛、背中痛などの原因になります。

肩甲骨はがしとは、やり方はさまざまですが、ストレッチやエクササイズで肩甲骨を動かすことで可動域を広げて、スムーズに動くようにすることです。

これによって肩甲骨まわりの血流がよくなり、筋肉の緊張がほぐれて肩や背中がラクになります。代謝がアップする、冷え性が改善するなどの効果もあります。

私がおすすめしたいのは左右の肩甲骨をギュッと寄せるストレッチです。縮こまった胸の筋肉が開くので、深い呼吸ができるようになり、猫背の矯正になります。デスクワークの合間のちょっとした休憩時間に、こまめにおこなうといいでしょう。

# 肩甲骨を動かすストレッチ

Strech

できる人は……

基本のストレッチ

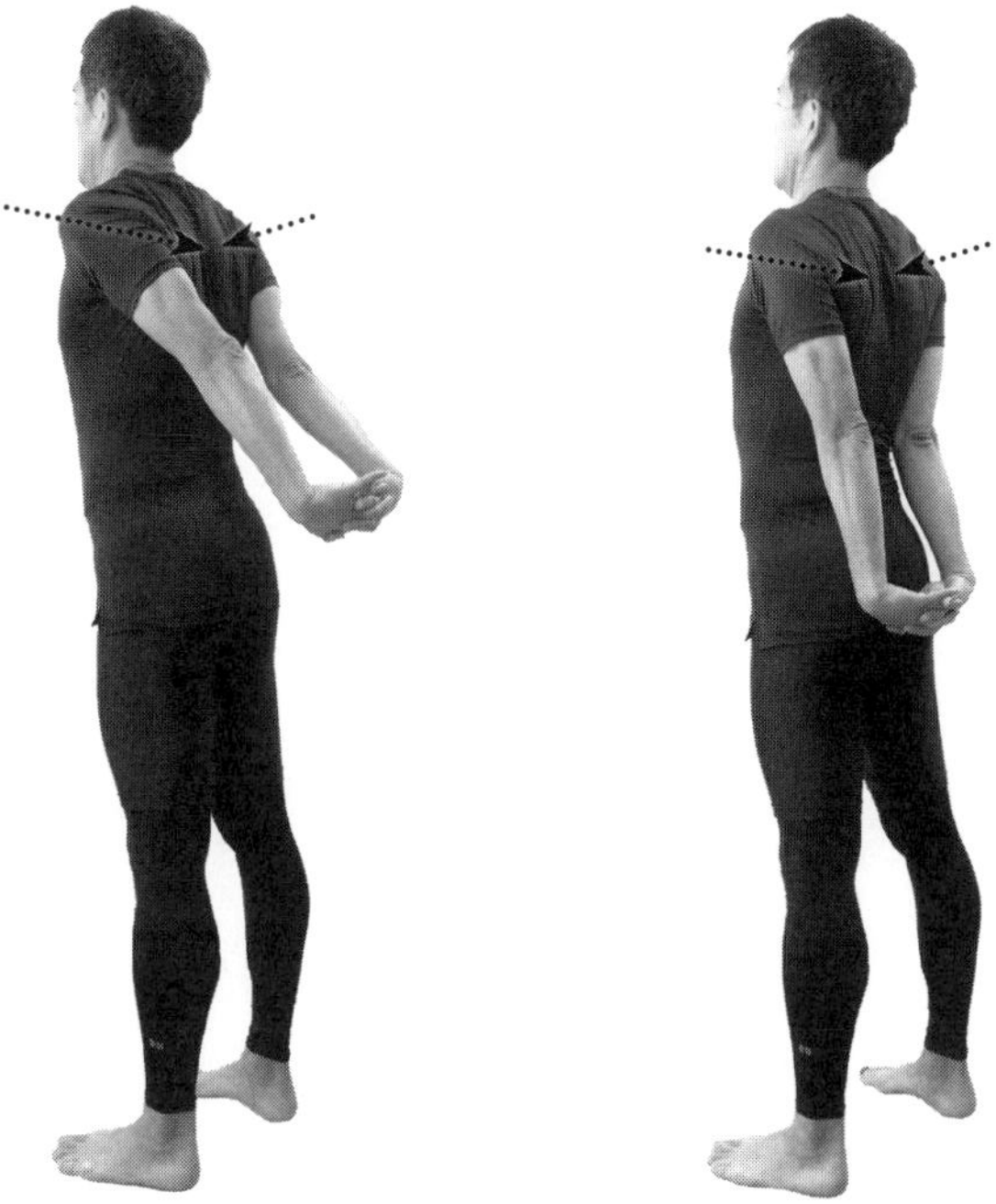

猫背に効く！

左右の肩甲骨をギュッと寄せるイメージ。
できる人は組んだ手を後ろに持ち上げる。

身長が縮む原因
その②

# 体内の水分減少

## 体内の水分が減ると背が縮む？

人の体には、たくさんの水分が含まれています。子どもで体重の70％、成人男性で60％、老人で50％です。体重60kgの成人男性なら、約36リットル――大きなペットボトル18本分もの水分を体内に蓄えています。

体内の水分量も加齢とともに減っていきます。正常な変化ですが、これが身長を縮める一因となります。理由は背骨の構造にあります。

## 背骨は1本の骨じゃない

人の背骨は骨盤の上に「椎骨《ついこつ》」という骨が24個積み重なっていて、その間に円盤状の軟骨「椎間板《ついかんばん》」が挟まっています。

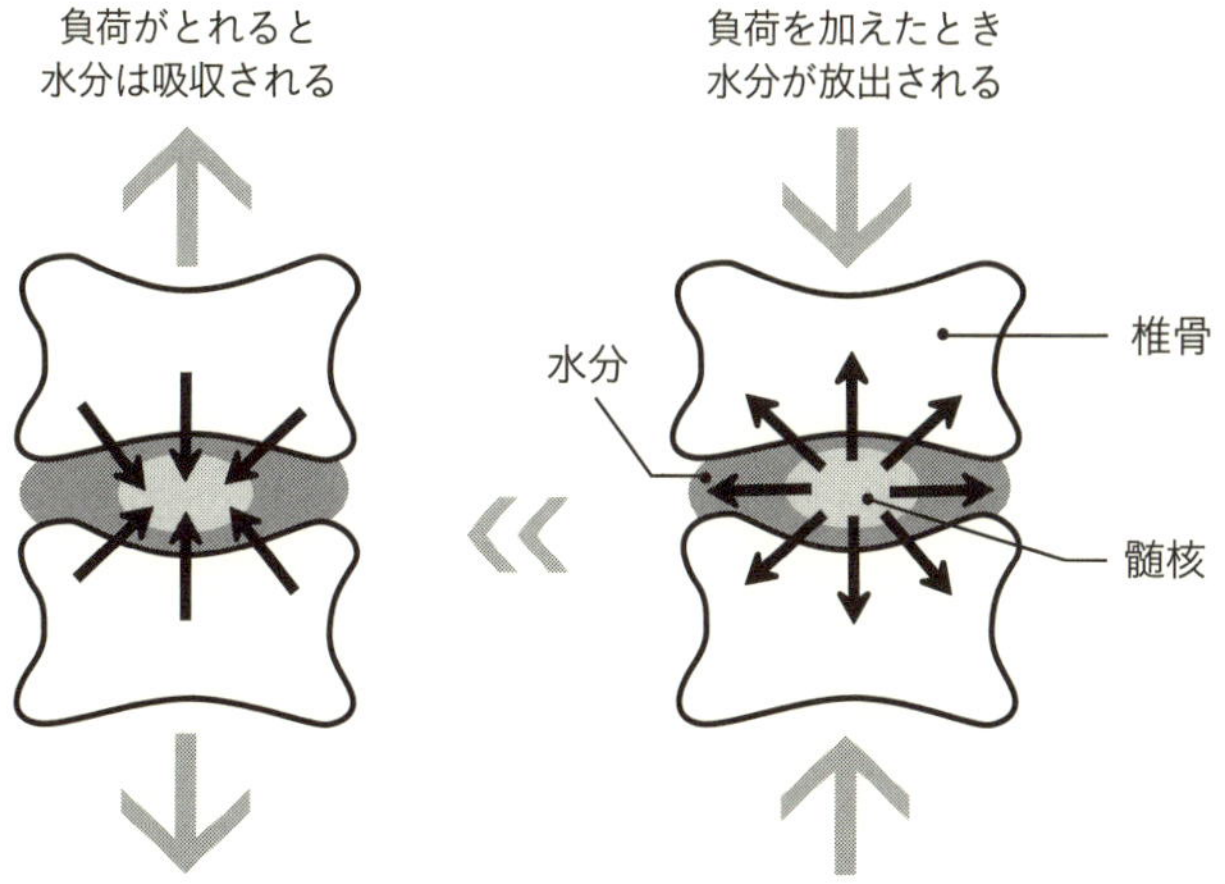
負荷がとれると
水分は吸収される
負荷を加えたとき
水分が放出される
水分
椎骨
髄核

1本の骨ではなく、小さな骨が連なっているおかげで、曲げたり、反ったり、ねじったりなどのスムーズな動きを可能にしています。

椎骨と椎骨の間に挟まっている椎間板は、ゴムのように弾力のある組織で、骨にかかる重さのクッション材の役割をしています。

外側は線維輪という硬い組織で囲まれていますが、中身はゲル状の成分です。この中心部にある「髄核《ずいかく》」は、赤ちゃんの紙おむつのような吸水性に富んだ成分です。

上の図のように、椎間板に圧力がかかると髄核が水分をじわじわと放出して縮み、圧力から解放されると再び水分を吸い込んで膨らむ仕組みになっています。

## 加齢とともに椎間板の中が〝干からびる〟

椎間板の水分量は20歳ごろには88％ですが、歳を重ねると髄核の吸水力がダウンして、水分を吸って膨らむ力が弱くなります。老化すると皮膚が乾燥してハリや弾力がなくなり、シワやたるみができやすくなりますが、それと同じで背骨の中の椎間板も、弾力がなくなると干からびてしまうのです。

椎間板が薄くなった分、身長も低くなってしまいます。

椎間板の水分が減って弾力が落ちると、身長が縮むだけでなく、背骨の変形や障害が起こりやすくなります。典型的なのが「椎間板ヘルニア」。椎間板の一部が圧力に耐えられず、背骨の外に飛び出てしまう現象です。

## 身長が1日で2センチも変わる！　椎間板の不思議

椎間板の水分量の変化によって、身長は朝と夜でも大きく変化します。成長期のように身長が伸びるわけではありませんが、一つひとつの椎間板の厚みが1ミリ変化するだけでも、計算上は全体で2センチ以上変わることになります。

1日のうちでもっとも身長が高くなるのは、朝起きた直後。椎間板が水分を吸って膨らんだ状態のときです。日中の起きている間に少しずつ縮んでいって、寝る前にもっとも低くなります。このため、学校などでの身体測定は、誤差を減らすため午前中におこなう決まりになっているそうです。

椎間板の水分量が減少した高齢者では、朝と夜の身長差も少なくなります。

## 宇宙飛行士の身長が伸びるのは……

近年、国際宇宙ステーションに滞在中の40代の宇宙飛行士が、「身長が9センチも伸びた！」とSNSで発信したことが大きな話題になりました（のちに2センチと訂正）。

「重力から解放された椎間板が伸びることが原因で、地球に帰還すれば元に戻る」とJAXAがコメントを出しているように、無重力の空間で身長が伸びることは、多くの宇宙飛行士が経験しているようです。

また、大相撲の新弟子検査で身長の低い入門希望者が、測定の直前まで寝ているようすがスポーツニュースなどで取り上げられたりもします。これも理にかなった方法です。横になっていることで、背が伸びた状態をキープできるからです。

## 人類は背が縮む宿命を背負った

重力が存在するこの地球上で、人が立ったり、歩いたりという動作をすることは、椎間板の負担になっているということでしょうか？　その答えは人類出現の時代までさかのぼることになります。

学生時代の世界史の授業で、多くの人が最初に習ったのが「人類の進化過程」だと思います。人類はチンパンジーやゴリラなど大型の類人猿と同じ祖先を持ちますが、今から700万年ほど前、木の上から平地に下りて、二足歩行を始めたことから進化したと考えられています。人類にとっては大きな進化でしたが、同時に椎間板を酷使することになりました。

背骨はもともと四足動物の体を水平に貫く、家にたとえると柱と柱をつなぐ「梁」のような役割を担っていました。ところが、二本足で立ち上がったことで、それまで梁だった背骨が、垂直に立って体全体を支える「柱」へ変化を余儀なくされ、椎間板に大きな負荷がかかるようになったのです。

## 姿勢をこまめに変えて背が縮むのを防ぐ

たとえば、体重60kgの人が中腰の姿勢をとると、テコの原理によって、椎間板に約150kgの圧力がかかるといわれています。椎間板はクッション材なので、瞬間的な荷重には耐えることができます。しかし、加齢によって弾力が衰えたところに、長年の運動不足や無理な姿勢などの負担が積み重なれば、骨格がゆがんでしまい、身長はどんどん縮んでしまうでしょう。

では、椎間板に負担をかけないために、1日中寝ているのがいいのかというと、それもよくありません。椎間板は25歳を過ぎると血液の供給がなくなるので、内部の組織に酸素や栄養を届けるために、椎間板の中の髄核がポンプのように伸縮することで水分を循環させています。ずっと横になった状態だと髄核にも圧力がかからず動かないので、椎間板の酸素や栄養の循環が悪くなり、老化が一層進んでしまいます。椎間板の健康を保つのに重要なのは、適度に圧力をかけては休め、伸縮させること。そのためには、こまめに姿勢を変えることが重要です。

デスクワークで1日中パソコンに向かっている人、休日は朝から夜までベッドやソファでダラダラ過ごしてしまう人は要注意。意識して体を動かしましょう。

身長が縮む原因その③

# 筋肉の衰え・運動不足

## イスラエルの研究でわかった身長収縮の原因

身長が縮む大きな原因として、筋力の衰えがあります。

腹筋や背筋が衰えることで骨盤や脊椎を支えられなくなり、姿勢が崩れて身長が縮んでしまうのです。

イスラエルでおこなわれた研究では、40歳を過ぎたときに何も運動をしていなかった層の約半分の身長が縮んだという結果があります。

筋肉には骨を支えて保護する役割があるので、運動で筋肉を鍛えることで骨も強化され、身長の収縮を防ぐことができます。特別な運動をする必要はありません。歩くだけでもいいのです。

## 一流の男は「歩く」ことの価値を知っている

厚生労働省が健康のために推奨している1日の歩数は、成人男性で8500歩だといわれています。時間にすると約1時間半、距離にすると5・6㎞。しかし、これをクリアできている人は、ほとんどいないといっていいでしょう。

歩くことは、足だけでなく全身の筋肉の約3分の2を使う理想的な全身運動です。オリンピックに出場するようなトップクラスのマラソン選手も、基礎トレーニングとしてウォーキングを取り入れています。体に負荷の少ない有酸素運動を長時間おこなうことで、大会に向けて体を整えていくのです。

歩くことは、筋肉だけではなく脳にもよい影響を与えます。歩くことで全身の血流がよくなって心拍数も上がり、脳に新鮮な酸素が送られるので、記憶力や集中力が高まるといわれています。

アップル社の故スティーブ・ジョブズや、フェイスブック創業者のマーク・ザッカーバーグも、重要な話をするときは、オフィスを離れて歩きながら話す「ウォーキングミーティング」をおこなっていたそうです。欧米では、新しいビジネス習慣として定着しつつあります。

## 「その場ウォーキング」で運動不足を解消

ウォーキングのための時間をわざわざ作らなくても、最寄り駅の手前で降りて1駅分歩いたり、少し遠くのコンビニまで歩いてみるなど、生活を少し変えるだけでも運動量を増やすことができます。とはいえ、長い間運動習慣のなかった人には、夏の暑い日や木枯らしの吹く寒い日に外に出ること自体、ハードルが高いのも事実です。

そこでおすすめしたいのが、部屋の中でできる「その場ウォーキング」です。

部屋の中で、なるべく股関節が90度以上に曲がるように上げ、両腕をしっかり振ってその場で足踏みをするだけです。テレビやＤＶＤを見ながらでもいいし、好きな音楽をかけてテンションを上げながら歩くのも楽しめます。目標歩数は1日５００歩。慣れるまではけっこう大変です。無理せず、少しずつ歩数を増やしていきましょう。

## 骨は適度なショックを与えないと弱くなる

骨は、血液や皮膚と同じように代謝が起こり、毎日古い骨から新しい骨へと生まれ変わっています。これを「骨代謝《こったいしゃ》」といいます。ひとつの骨は約3カ月で新しいものに、全身の骨は約3年かけて新しいものに入れ替わります。

強く質のよい骨を作るためには、骨に適度なショックを与えることが重要です。そのためには歩く、走る、ジャンプなどの運動が大切。運動をすると骨の中の「骨細胞《こつさいぼう》」が骨に伝わる衝撃をキャッチして、新しく骨を作る「骨芽細胞《こつがさいぼう》」に「骨を作れ！」と指令を出します。

スポーツや肉体労働など、骨に伝わるショックが大きければ大きいほど、骨細胞が「衝撃に耐えられる強い骨を作れ！」と指令を出すので、骨芽細胞がカルシウムを貯め込み、骨密度の高い骨が作られます。逆に、骨にショックがかからない生活を続けていると、骨細胞は体重を支える程度の骨があれば大丈夫だと判断し「骨を作るのをやめよう」と骨芽細胞に伝えてしまいます。そうすると新しい骨がなかなか作られなくなり、骨密度の低下や骨粗しょう症を引き起こしてしまうのです。丈夫な骨を作るためにも、体を動かして、骨にショックを与えましょう。

## 自転車で筋肉は鍛えられても骨量は増えない!?

最近、街でロードバイクを見かける機会が増えました。健康のために自転車通勤をしているという人も多いのではないでしょうか。

自転車は、筋肉を鍛えたり、心肺機能を高めるのには適した運動ですが、実は骨のためにはあまりプラスになっていないという研究が発表されました。

アメリカの大学の研究で、20~50代の男性で健康維持のためにランニングをしている人と、自転車に乗っている人の骨量を調査して比較しました。すると骨粗しょう症予備群とされる人の割合が、ランニンググループでは全体の19%だったのに対し、自転車グループでは63%にもなったそうです。

何も運動していない人たちよりは、自転車グループのほうが骨量は高かったそうですが、この実験からは、自転車だけでは骨量を増やすために必要なショックが骨に伝わらないと考えられそうです。

## 「なりたい自分」を脳にインプットする

人が体を動かすときは、すべて脳からの指令があり、運動神経を通じて筋肉に伝わることで初めて動きます。また、体を動かすことで脳も活性化します。

運動するときは、ただ漫然と体を動かすのではなく「体のためにいいことをしている」「これで背が高くなる」など、自分自身にポジティブな言葉をかけることが重要です。そして、背筋の伸びた自分、理想の体型になった自分など「なりたい自分」をできるだけ具体的に、強くイメージします。そうすると、脳がその情報をインプットして、そうなるように体を動かしてくれます。

試合前のスポーツ選手が、自身のベストプレーや成功イメージを思い描く「イメージトレーニング」と同じことです。

## 思い描いたイメージに近づける脳のはたらき

ポジティブなイメージを脳にインプットすることは、運動だけでなくビジネスの場面でも応用できます。プレゼンテーションや商談など、緊張しがちな場面の前には、成功している自分、うまくいっている様子を強くイメージすることで、本番で力を発揮できるようになります。

脳は体や心のすべてを支配しているので、何をする場合にも、うまくいっている様子をイメージしたり、自分自身にポジティブな言葉をかけることは重要です。

私の治療院では「整脳整体®」をおこなっています。これは一般の整体とは少し異なり、肩や腰などクライアントが不調を訴えた部位だけでなく、それらすべてを動かす脳にアプローチすることで、体全体をよくしていく施術です。

身長が縮む原因
その④

# 栄養の偏り

## 骨を丈夫にするのはカルシウムだけじゃない!?

人の体は食べたものから作られています。背を縮ませないためには、骨を丈夫にする材料となるカルシウムをとることが大切です。

体内のカルシウムの約99%は骨や歯に、残りの1%が血液や細胞内に存在します。血液中のカルシウムは、筋肉の収縮や神経伝達などをおこなっています。

骨の代謝により古くなって壊された骨のカルシウムが血液に溶け出すことで、血液中のカルシウム濃度が一定に保たれるため、カルシウムの摂取量が不足すると、壊される骨の量が新しく作られる骨の量を上回り、骨がスカスカになってしまいます。

骨粗しょう症や骨折予防のために厚生労働省が推奨しているカルシウムの摂取量は、30代以上の男性で1日650~700㎎です。

ただ、骨のためにはカルシウムだけを摂取していればいいというものではなく、摂取されたカルシウムが効率よく体に吸収されるには、ビタミンDやマグネシウム、たんぱく質などさまざまな栄養素が必要です。

**丈夫で質のよい骨を作るためにとりたい栄養素**

| 役割 | 栄養素 | おすすめの食品 |
|---|---|---|
| 骨の材料となる | カルシウム | 牛乳、乳製品（ヨーグルト、チーズ）、小魚、干しエビ、小松菜、チンゲン菜、大豆製品など |
| | マグネシウム | 海苔、わかめ、ひじき、昆布など |
| カルシウムの吸収を助ける | たんぱく質 | 豚肉、鶏肉、牛肉、しらす、いわし、かつお、大豆製品、卵など |
| | ビタミンD | 鮭、うなぎ、さんま、めかじき、かれい、しいたけ、きくらげ、卵など |
| | ビタミンK | 納豆、ホウレン草、小松菜、ニラ、ブロッコリー、サニーレタス、キャベツなど |
| 骨のコラーゲンの劣化を防ぐ | ビタミンB群 | レバー、さんま、にんにく、ごま、貝類など |
| | 葉酸 | 海苔、抹茶、モロヘイヤ、枝豆など |

カルシウムの吸収を助けるビタミンDは、食事だけでなく、日光（紫外線）を浴びることでも作られます。人の皮下脂肪には、紫外線を浴びることでビタミンDに変化する物質が含まれています。女性で骨粗しょう症になる人が多いのはホルモンの影響が大きいのですが、日焼けを防ぐために紫外線を極端に避けすぎているからとも考えられます。夏なら日陰で30分程度、冬なら1時間程度の日光浴でいいとされているので、天気のいい朝にウォーキングをするのもおすすめです。

歩くことで、考え方を前向きにする脳内物質であるセロトニンの分泌も高まります。仕事に煮詰まったり、新しいアイデアが出てこないときは、デスクの前を離れ、日光浴を兼ねて「ひとりブレインストーミング」してみることをおすすめします。

## 大人になってからも骨は新しく作られる

子どものころ、親から「身長を伸ばすために牛乳を飲みなさい。カルシウムをとりなさい」と言われた経験がある人も多いと思います。「それは成長期のことで、大人になって身長の伸びも止まった今になって、カルシウムやビタミンDをとることに意味があるのか？」と疑問に思うかもしれません。

骨格というのは一度でき上がったら、そこで終わりではありません。骨代謝によって、毎日少しずつ、古いものから新しいものに入れ替わっています。

新しく作られる骨のためによい栄養をとることで、骨の質を上げることができます。骨密度の高い、強く、丈夫な骨を作ることが、身長の収縮を防ぎ、堂々とした姿勢を保つベースとなるのです。

## 男性でも要注意！　骨粗しょう症

骨粗しょう症とは、骨の質が悪くなったり、骨密度が低下してスカスカになることで骨の強度が下がってしまう病気です。高齢の女性の病気だというイメージがあると思いますが、男性でもかかることがあります。男性の骨粗しょう症の場合は、生活習慣病の合併症として起こるケースが多いといわれています。

骨粗しょう症で骨がもろくなっているときに背骨に強い圧力がかかると、圧迫骨折を起こすこともあります。

圧迫骨折とは、「椎体《ついたい》」と呼ばれる背骨の本体が潰れてしまうことです。背骨がゆがんだままになってしまうので、身長は縮んでしまいます。

骨粗しょう症の予防には、カルシウムやビタミンＤをしっかりとるほか、ウォーキングや筋トレなども効果があるといわれています。

## 何を食べるかという足し算ではなく、引き算で考える

整体の治療院を経営していると「（健康のためには・身長を伸ばすためには・病気にならないためには）何を食べればいいでしょうか？」という質問をよく受けます。テレビの健康番組や雑誌などでは、毎日のように「〇〇を食べると体にいい」と紹介するので、結局のところ何を食べたらいいのかわからなくなってしまう人も少なくないと思います。

現代人の食生活は、常に食べ過ぎ、栄養が行きわたり過ぎなのです。体のためにあれを食べよう、これも食べよう、という足し算より、「何を食べないか」引き算で考えてみることをおすすめします。

たとえば、骨の材料となるカルシウムをとるために、頑張って乳製品や小魚を食べたとします。ところが砂糖がたっぷりの缶コーヒーを1本飲むだけで、瞬く間にカルシウムが破壊されてしまいます。

糖分は適度につき合えるならいいのですが、とり過ぎは骨にも悪影響を及ぼします。現に糖尿病の人の骨折の頻度は、そうでない人の2〜4倍ともいわれています。糖分のとり過ぎは骨の代謝にも影響を与え、骨がもろくなりやすくなります。

缶コーヒーだけでなく、体によさそうなイメージのあるスポーツドリンクや野菜ジュースにも糖分が多く含まれているので注意してください。また、インスタント食品やスナック菓子、加工食品などに保存料として使用されているリン酸塩も、カルシウムが骨になるのを阻害します。

今まで無意識のうちに食べたり、飲んだりしていたものを控えるだけでも、体や骨への負担を減らすことができます。

## 注意したい食品

| |
|---|
| おにぎり |
| 総菜パン |
| インスタントラーメン |
| ハム、ウィンナー、ベーコン |
| ちくわ、かまぼこ |
| ポテトサラダ |
| 鶏の唐揚げ |
| 焼き鳥 |
| スナック菓子 |
| 野菜ジュース、フルーツジュース |
| 清涼飲料水 |
| 缶コーヒー |
| ビール、果汁系カクテル |

**身長を縮めないために、できるだけ控えましょう！**

## デキる男はみんな糖質を控えている

エグゼクティブ層の中には、ダイエットや生活習慣予防のためだけでなく、ビジネスにおけるパフォーマンスを上げるために糖質制限をする人も増えています。

空腹の状態で糖質をとると、血糖値が一気に上がって、その後急激に降下します。体は均衡を保つために再び糖質を欲するので、食欲がコントロールできなくなります。血糖値の急上昇と急降下をくり返すと、疲れやすく、イライラしたり、頭がボーッとしたりして、集中力が散漫になり、仕事の効率が下がってしまいます。

糖質を控えることで血糖値が安定するので、おだやかな気持ちで目の前のやるべきことに集中できるようになります。仕事の効率もアップするというわけです。

## 空腹でなければ、1日3食、食べなくていい

ふだん食べ過ぎの自覚がある人は、食事全体の量を減らすことも考えましょう。おなかが空いていなければ、1日3食とらなくてもいいのです。

日本では、江戸時代までは朝食と夕食の1日2食が基本だったといわれています。ただし、1日2食では体がもたない肉体労働者だけは、3食にしていたそうです。

日本で１日３食が広まり始めたのは１９３５年のこと。国立栄養研究所の佐伯《さいき》矩《ただす》博士によって普及されました。当時の成人男性の１日の摂取エネルギー量２５００〜２７００kcalを２回の食事で摂取するのはむずかしかったのです。

約１００年前とくらべると、交通機関の整備や自動車の普及で歩く時間が減っています。また、家事労働も家電の進化のおかげでだいぶラクになっています。

さらに、食事の欧米化で摂取カロリーも増えているので、現代では１日３食は食べ過ぎだという説もあります。

野生動物は目の前に獲物がいても満腹のときは目もくれません。ときには野生を取り戻して、空腹のときにおいしく食べるようにしてみてもいいかもしれません。

## タバコやお酒は身長にどう影響する？

「タバコを吸うと身長が止まる、伸びない」とよくいわれますが、これは成長期に限ったことではありません。

タバコに含まれるニコチンには血管をギュッと収縮させる作用があるので、血行不良を起こします。血行不良だと栄養が行き届かなくなるので、カルシウムの吸収の妨げとなります。一酸化炭素が体内を巡ることで酸素不足になり、骨の成長に必要な細胞分裂ができなくなってしまいます。

また、軟骨の形成に必要なコラーゲンを作る材料となるはずのビタミンCを大量に消費してしまうので、良質の骨を作りにくくなります。

お酒は適量なら問題ありませんが、飲み過ぎるとアルコールの利尿効果によって、本来、体に吸収されるはずのカルシウムが排泄されてしまうことがあります。

ただ、タバコもお酒も体に悪いことは重々承知の上で楽しんでいるのであれば、無理にやめる必要はないと私は思っています。それがストレスの発散や気分転換になっていることもあるのですから。

## 「体にいい！」と思い込む、脳をダマすテクニック

ここまで、骨を丈夫にして身長を伸ばす食べもの、逆に身長を縮めてしまう食べものを紹介してきました。しかし現実的には、忙しい中での自炊はむずかしいし、外食で栄養バランスのとれた食事をしようと思うと、それなりにお金もかかってしまいます。ときには夕飯がコンビニ弁当のときもあるし、ファーストフードや有名チェーンの牛丼が食べたいときもあるでしょう。

そんなときも「こんな食事、体に悪い」「またコンビニ弁当になってしまった」な

ど、ネガティブなことを考えながら食べるのはよくありません。「これは体にいいものだ！」と思い込み、ゆったりとした気持ちで、できるだけ楽しく食べることが大切です。

「運動」のところで、ポジティブなイメージトレーニングが重要だとお伝えしましたが、食事も同様です。こういうちょっとしたはたらきかけで、脳や体をよい方向に導くことができるのです。

また、噛む回数を増やすことも脳をダマすテクニックのひとつです。少ない量の食事でも、いつもより回数多く、長く噛むことで、脳が「満腹だ」と錯覚してくれるので、ダイエットをしたいときや食事の量を減らしたいときには、特によく噛むようにしましょう。

実録

# 片っぽエクササイズで身長が高くなった！②

高校3年のBさんは相撲部屋に入門を希望していましたが、身長が入門の基準にあと3センチ足りず、親御さんと一緒に「何とかならないか」と来院されました。

相撲部屋に入門するためには、日本相撲協会が定めた体格規定（身長と体重）をクリアしていなければなりません。

相撲部屋に入るのに身長が足りず「頭にわざとタンコブを作る」という笑い話は聞いたことがありますが、さすがに3センチのタンコブは無理があります。

Bさんの姿勢をチェックしてみると、かなり恰幅がよく、体が大きいせいで、それを支えるために腰椎に負担がかかり、ひどくゆがんでいました。

施術したところ、その場で約4センチ身長が伸びました。その後も「基本の片っぽエクササイズ」と、「ポッコリおなかを改善する片っぽエクササイズ」を毎日3セットずつ続けてもらいました。

新弟子検査は無事通過し、悩みだった腰痛も改善したと報告されました。

# 第3章

# 身長と筋肉の関係を知れば世界が広がる

## 体の構造を知ると、新しい発見が!

この章では、なぜ「片っぽエクササイズ」がゆがんだ体を正し、身長を伸ばすことができるのかを説明していきます。身長と関連する、人の体の構造や筋肉の動き方などを解説していきます。これを知っていてエクササイズをおこなうのと、知らないでおこなうのとでは、効果やモチベーションに大きな差が出ます。

体の構造を知ると、体を動かすことも楽しくなります。野球やサッカーなど趣味のスポーツを観戦する際も、勝敗やプレーだけでなく、選手のトレーニング方法や筋肉の動きに注目してみると新たな発見があるかもしれません。

## 人の体は単体ではなく連動して動く

スポーツやストレッチなどをおこなう際に「○○筋を鍛えよう」「もっと○○筋を使って」など、筋肉を単体でとらえる人も少なくありません、また、骨格と筋肉は別々のものだと考えている人も多いと思います。

もちろん個々の筋肉も重要なのですが、体のパフォーマンスを上げるのに大切なのは骨格や筋肉も含めた体すべての「連動性」なのです。

たとえば、サッカー選手が足の筋肉だけを鍛えても、キック力がアップするとは限りません。ボールを蹴るためには、上半身の筋肉から連動させながらつま先に力を伝えることも重要だし、後ろに振り上げた足を前に蹴り出すには腰の筋肉も使います。的確な重心の移動や股関節の柔軟性も必要です。

体の連動がうまくいっていると、疲れにくく、怪我をしにくいという利点もあるので、現にプロスポーツの世界ではこうした連動性に着目したトレーニングが導入されています。

それはプロの世界の話で自分には関係ないと思うかもしれません。しかし、私たちが日常的におこなっている動作も、実は連動性がとても重要なのです。

「歩く」という単純な動作ひとつとっても、足の筋肉だけで成り立っているわけではありません。上半身を含めた全身の筋肉を動かす順番、力の入れ方や抜き方、重心のバランス、方向性などの連動によっておこなわれていて、どこかひとつバランスを欠くだけで歩くことがスムーズにできなくなります。

上手に連動できていれば余分な力を使わないので、たくさん歩いてもどこかが痛くなったり、疲れたりしにくくなります。そのくらい体の連動は重要なのです。

## 人体はスカイツリーと同じ構造でできている⁉

人の体がどのような構造で直立に立っているか、考えたことはありますか？　椅子やテーブルのように骨や筋肉が積み重なっている状態でしょうか。

椅子やテーブルは動かないので、それほど複雑な仕組みは必要ありません。ところが、人の体は常に重心が移動して、静止していることはありません。人体は動くことを前提にし、非常に高度な仕組みで支えられています。

それが「テンセグリティ構造」です。

建築に造詣が深い人にはおなじみの言葉かもしれませんが、テンセグリティとは「テンション」（張力）＋「インテグリティ」（統合）を組み合わせた造語で、世界的な建築家のバックミンスター・フラーとケネス・スネルソンによって命名された構造です。

テンセグリティにはふたつの力がはたらきます（図1参照）。ひとつは、ゴムのように「張力を生み出す力」。もうひとつが木の棒のように「圧縮に耐える力」です。このふたつの力によってちょうどよい均衡を保つことができ、倒れることなく安定した形のまま立っていられるのです。

## テンセグリティ構造とは ❶

Tension
テンション（張力）

＋

Integrity
インテグリティ（統合）

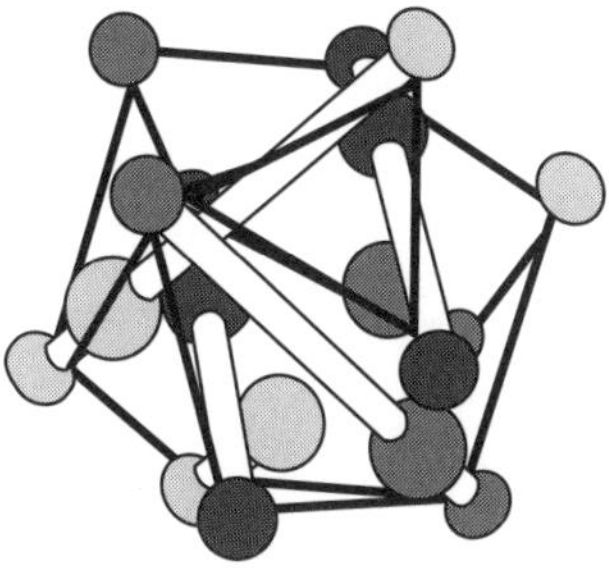

図1　テンセグリティ構造の例

**建築物の構造にも**
**用いられています！**

## テントをイメージしてみてください

テンセグリティ構造を理解するには、キャンプやアウトドアで使うテントを思い浮かべるとわかりやすいかもしれません。骨がポール（圧縮に耐える素材）、そして筋肉、筋膜、靭帯、腱などのやわらかい組織すべてがシートの部分（張力を生み出す力）と考えます。全身のあちこちに点在する200以上ある骨を筋肉や筋膜などが支え、引っ張ることで、その形を維持できるのです。

テントのシートの一部が引っ張られてシワが寄ると、連続する隣のシートも引っ張られ、その影響でポールが斜めになってしまいます。すると、さらに隣のシートも引っ張られて、テント全体が傾いてしまいます。これは猫背や姿勢のクセなどが原因で、ゆがんだ体と同じ状態です。一部の筋肉や筋膜にこりやこわばり、緊張があると、別のところにもそれが伝播します。ひいては全身に影響を及ぼし、骨格までゆがんでしまうというわけです。骨格がゆがめば、当然身長が低くなります。「片っぽエクササイズ」は、骨の戻ろうとする力、筋肉や筋膜が引っ張ろうとする力を利用して、体の前後左右のバランスを整えることで身長を伸ばすエクササイズなのです。

## テンセグリティ構造とは ❷

人体の「テンセグリティ構造」は、テントのポール部分を人間の骨格に、シート部分を筋肉、筋膜、靭帯、腱などにたとえるとわかりやすい。

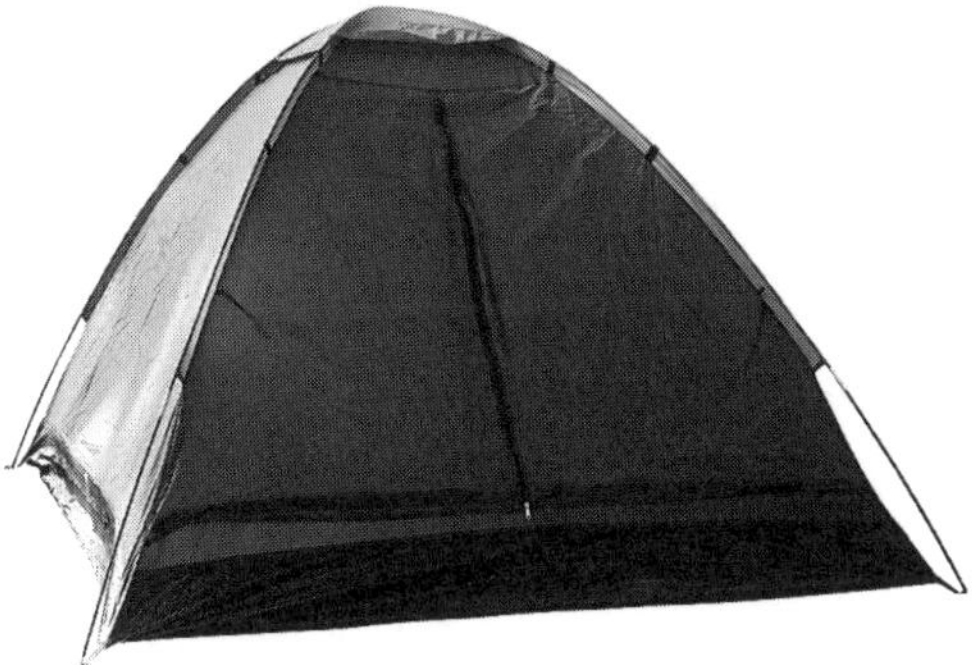

**一カ所でもシワがよると
全体に影響が！**

## 今さら人に聞きにくい「筋膜」について

最近、耳にする機会の多い「筋膜」という言葉。筋膜をほぐすというのは、もともとはリハビリ治療の方法のひとつでしたが、欧州のサッカー選手やＮＢＡの選手、日本でも野球やフィギュアスケート、格闘技などのトップアスリートたちが筋膜にアプローチしたトレーニングをおこなうようになったことから、スポーツ雑誌や健康書などで取り上げられ、一般にも広く知られるようになりました。

そもそも「筋膜」とは、体のどの部分を指すのでしょうか。

筋膜とは筋肉を覆っている薄い膜のことで、骨、筋肉、内臓を結合し、体を支える役割があります。筋膜には、皮膚のすぐ下にある浅《せん》筋膜、その深部にある深《しん》筋膜、筋肉を束ねる筋周膜《きんしゅう》など、いくつか種類がありますが、網の目のようにすべてがひとつにつながっていて、まるでボディスーツのように全身に張り巡らされています。

もしも筋膜がなければ、骨や神経、内臓などがバラバラになってしまい、人体としての形を保つことができません。

## 筋膜ってなんだ？

筋肉と筋膜の構造をオレンジにたとえると、厚い外皮が皮膚、白いわたが脂肪、筋肉などの組織が果肉部分だとしたら、果肉を一つひとつ包み、つないでいる「薄皮」が筋膜です。

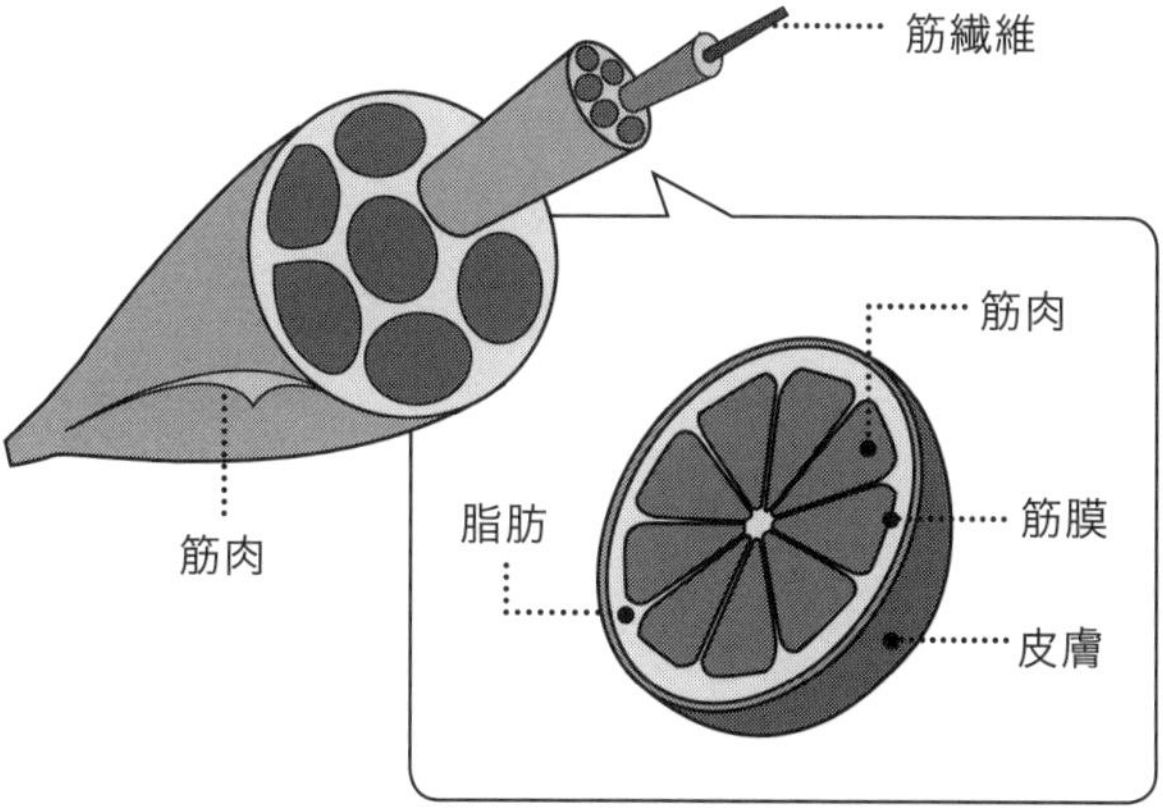


**筋膜は全身を覆う「第二の骨格」なのです**

## 筋膜同士のつながりが「アナトミートレイン」

筋膜には、体を支えて姿勢を保つ、筋繊維の動きを支える、力の伝達をおこなう、などの役割があります。全身は筋膜でつながっていて、このつながりを「アナトミートレイン」（筋筋膜経線）と呼びます。

解剖学者で『アナトミートレイン』の著者でもあるトーマス・マイヤースによって、全身に張り巡らされた筋膜の網を通して姿勢や動作の安定がどのように得られるかを解剖学的見解から編み出されたものです。

２０１８年、平昌オリンピックで金メダルを獲得した女子スピードスケートの小平《こだいら》奈緒《なお》選手も、アナトミートレインの理論に基づいたトレーニングをしていたと報道され、注目が集まっています。

人の体は外から衝撃が加わって変形しても、その力は体全体に広がって吸収され、元の形に戻ろうとする力があります。しかし、筋肉や筋膜のどこかにこりやこわばり、緊張などが生じると、アナトミートレイン上のほかの部分にも負担がかかります。やがてその部分にとどまらず、全身に影響を及ぼします。

たとえば、膝が痛い場合でも、悪いのは膝ではなくアナトミートレイン上で膝とつながっている首の筋膜のこわばりに原因が見つかることもあります。また、股関節が固くなっているせいで、股関節と筋膜でつながっているふくらはぎが冷えて、むくむこともあります。

このように、人の体を部分ではなく「筋膜のつながり」で捉えるのが基本的な考え方です。

本書で紹介している「片っぽエクササイズ」は、体の左右または前後のバランスの乱れを整えて、身長を伸ばすために考案したものです。アナトミートレインの片方だけに逆行性筋収縮を起こさせることによって、体全体のゆがみを整えます。

筋膜で全身はつながっているので、下半身のバランスを整えるエクササイズなのに上半身だけを動かす場合もありますし、第4章で紹介している不調を改善するエクササイズは、痛い部分に直接触れない場合もあります。

運動不足の人、体が固い人でも、無理なく簡単にできる動きばかりです。ゆがみをなくして体全体のバランスを整えると、身長が伸びるだけでなく、肩こりや腰痛、膝痛などのトラブルも改善されます。

## アナトミートレインの主要なライン

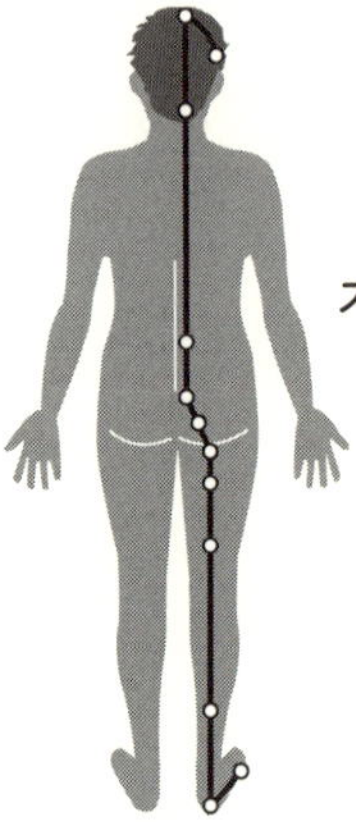

①

（SBL）
スーパーフィシャル・バック・ライン

後頭部から足の裏まで続く背中側にあるライン。

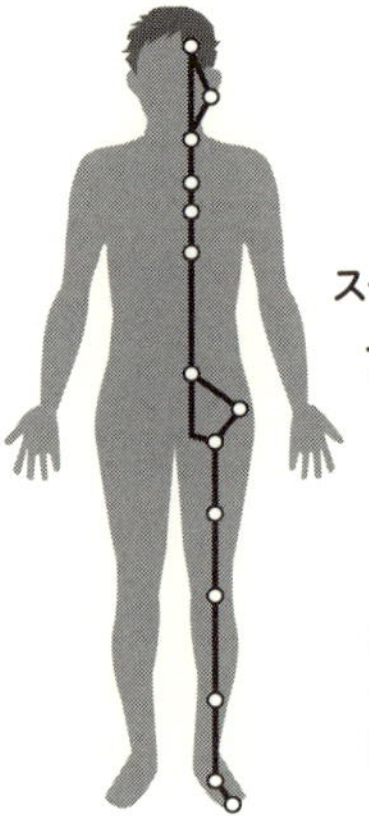

②

（SFL）
スーパーフィシャル・フロント・ライン

喉元から足の甲まで続くおなか側を通るライン。

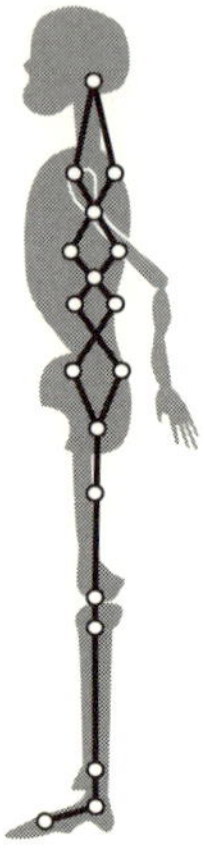

③

（LL）
ラテラル・ライン

足先から頭まで、体の外側を通っているライン。

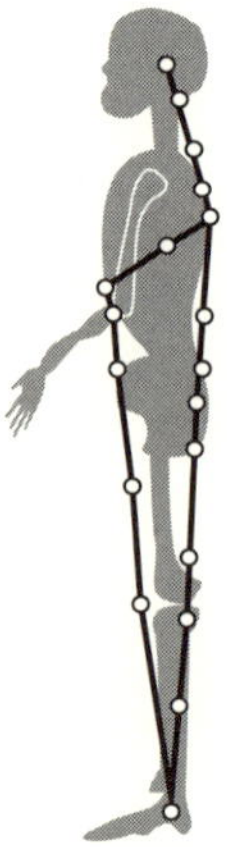

④

（SPL）
スパイラル・ライン

体に巻きつくようにスパイラル（らせん）状に走る。

## 筋膜のつながりを
## 列車と駅にたとえています

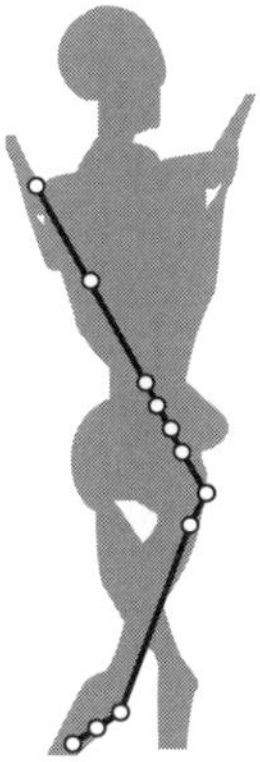

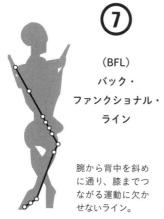

### ⑦

（BFL）
バック・
ファンクショナル・
ライン

腕から背中を斜めに通り、膝までつながる運動に欠かせないライン。

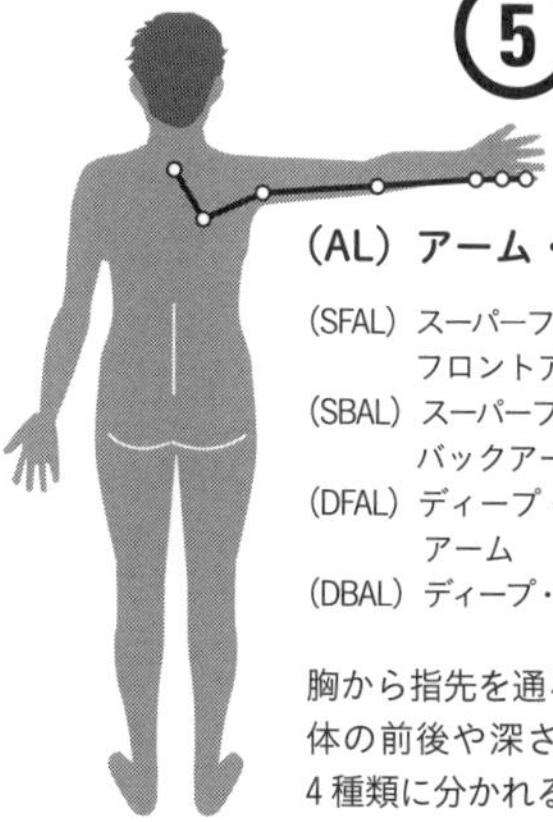

### ⑤

（AL）アーム・ライン

（SFAL）スーパーフィシャル・フロントアーム
（SBAL）スーパーフィシャル・バックアーム
（DFAL）ディープ・フロントアーム
（DBAL）ディープ・バックアーム

胸から指先を通る。
体の前後や深さで
4種類に分かれる。

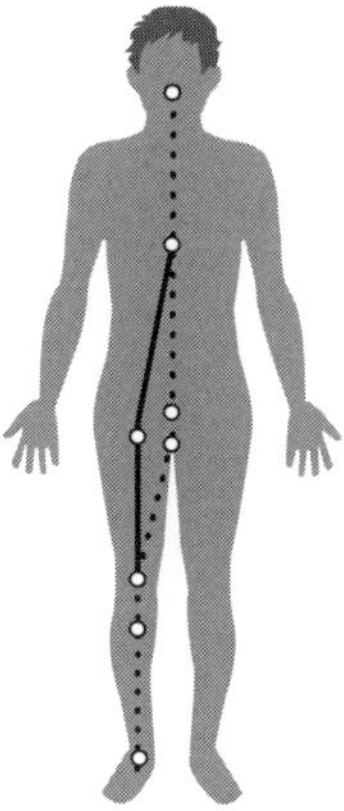

### ⑧

（DFL）
ディープ・
フロント・ライン

足底から顎まで体の深部を通る。筋膜の密度がもっとも高いとされる。

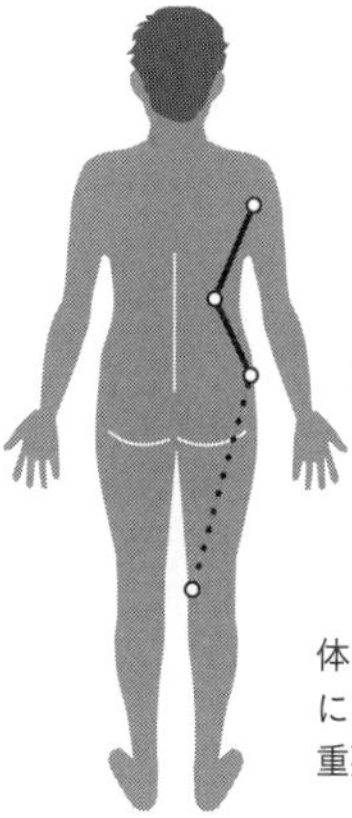

### ⑥

（FFL）
フロント・
ファンクショナル・
ライン

体幹にある運動時に力を出すために重要なライン。

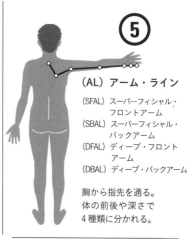

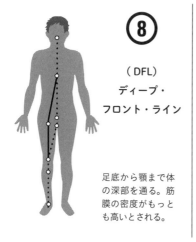

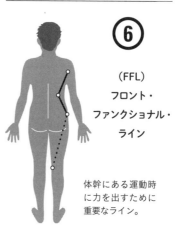

実録

# 片っぽエクササイズで身長が高くなった！ ③

25歳のCさんは、入社3年目の若手サラリーマン。某メーカーの営業職として、毎日忙しく得意先を回る毎日です。

来院されたときは、首こり、肩こり、頭痛、猫背など、まだ20代なのにたくさんのトラブルを抱えていました。

体の不調はメンタルにも影響しているようで「最近、うつ気味で仕事のやる気が起こらない。集中力も落ちて、実は夜もよく眠れていない」とおっしゃっていました。

姿勢を見ると、うつむいた姿勢の典型的な猫背でした。施術後、姿勢がよくなると目線が変わり、少し元気も戻りました。

Cさんには「基本の片っぽエクササイズ」に加えて、「肩こり」「首こり」「背中の痛み・ハリ」「不眠」バージョンを指導させてもらいました。

1週間後、Cさんは人が変わったように前向きな気持ちになり、自信を持って仕事に取り組めるようになったそうです。「営業成績が上がった！ 身長も伸びた気がする」と喜んで来院されました。

# 第4章

# 不調を改善して上昇スパイラルにのる

背が
伸びるだけ
じゃない！

# 気になる不調を解消する「片っぽエクササイズ」

姿勢が悪いことで筋肉や筋膜がこわばって全身のバランスが崩れると、身長を縮めてしまうだけでなく、さまざまな不調を引き起こす原因になります。

猫背の人は重心が前に傾いていることが多く、首や肩だけで頭を支えるので、肩こりや首こり、腰痛、背中の痛みなどを引き起こしやすくなります。また、左右の足の筋肉をバランスよく使えていないと、股関節に負担がかかり、O脚やX脚になったり、足がつりやすくなってしまいます。

精力減退や免疫力の低下、不眠、集中力ダウンなど、一見、姿勢とは関係なさそうな不調も、実は体のゆがみに深く関わっているケースも多くあります。私が施術したクライアントの中にも、病院で診察を受けたり、薬を飲んだりしても、まったく改善されなかった原因不明の不調が、正しい姿勢を取り戻しただけで嘘のように消えてしまったという方が大勢いらっしゃいます。

この章では、30代以降の男性に多い体の不調別に「片っぽエクササイズ」を紹介していきます。巻頭の「片っぽエクササイズ」とやり方は同じです。まずは左右を両方チェックしてみて、該当するほうだけエクササイズをおこなってください。

人は体調がよくなると視野が広がり、仕事への意欲や趣味への情熱がわいてきます。自分をリセットするセルフケアとして、ぜひ取り入れてみてください。

片っぽエクササイズ

# 01

## 肩こり

肩甲骨の可動域が
広がると
首が伸びて
視線が上がる

つらい肩こりは、肩甲骨まわりの筋肉や筋膜の緊張によって起こることがほとんどです。前かがみの姿勢での長時間のデスクワーク、猫背やなで肩などの体型によるもの、足を組むクセがある、枕が合っていない、スマホやパソコンによる眼精疲労によるものなど、原因は人によってさまざまです。

自分は肩こりだという自覚がなくても、両手をバンザイするように上げたときにスムーズに上がらない人、腕を耳につけることができない人は、肩甲骨がこり固まっている可能性が高いです。

肩甲骨を動かすのは、肩の深い部分にある菱形筋《りょうけいきん》と肩甲挙筋《けんこうきょきん》というインナーマッスルやそれらをつなぐ筋膜です。肩もみやマッサージなどで肩の筋肉だけをほぐしても、筋膜がこり固まっていると、すぐに元に戻ってしまいます。筋膜のつながりにアプローチする「片っぽエクササイズ」で肩甲骨とそこにつながる筋肉や筋膜をほぐし、可動域を広げることができます。

背骨が丸まった人、肩が前に出た猫背の人、肩が内側に巻いている人も、肩甲骨がほぐれると無理なく正しい姿勢がとれるようになります。肩こりが改善すると、頭痛や手のしびれ、痛みなども改善されていきます。首がスッと伸びて身長が高くなるだけでなく、視線が一段上がるのを実感できるでしょう。

片っぽエクササイズ 01

# 肩こり

## Check

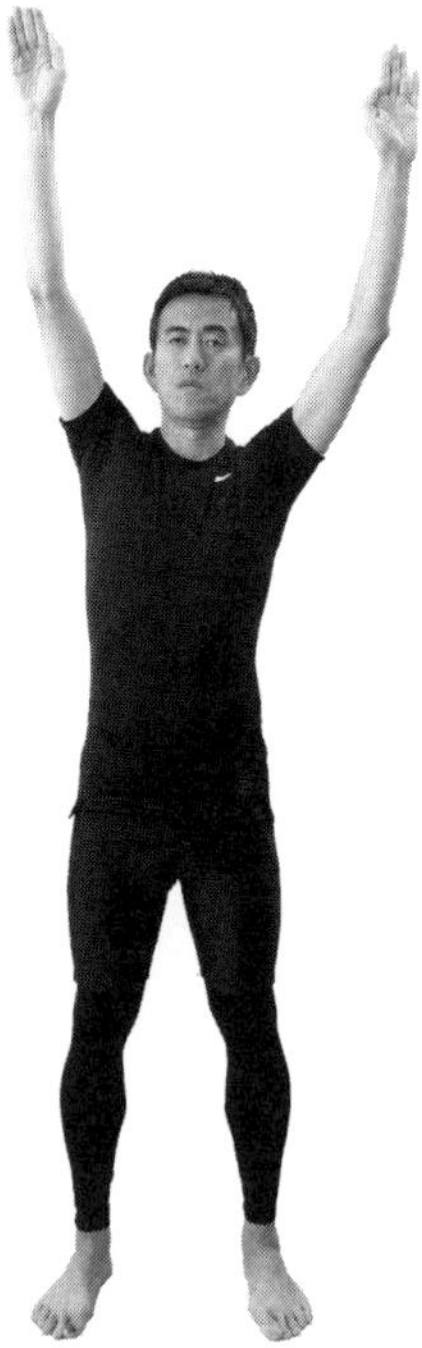

足を肩幅に開いて真っ直ぐ立ち、両手をバンザイするように上げる。左右のどちらの腕のほうが上げやすいかをチェック！

## 肩甲骨の可動域が広がると
## 首が伸びて視線が上がる

### Exercise

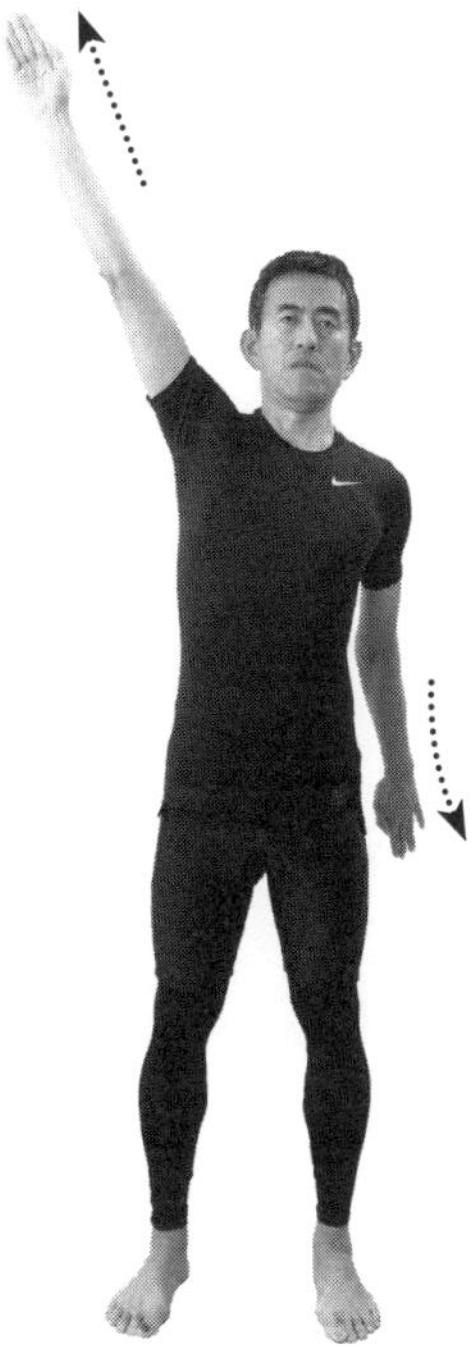

上げやすい腕を上にして、上方後ろに向かって、上げにくい腕は下にして、下方後ろに向かって伸ばす。このポーズを10秒キープ。

片っぽエクササイズ

# 02

## 首こり

首の後ろの筋膜を
ほぐすと
メンタルまで
上向きになる

パソコンやスマートフォンの普及で、首こりになる人が増えています。頭の重さは体重の約10％といわれていて、体重60kgの人なら約6kgと意外に重いのです。

ふだんの生活の中で頭の重さを意識することはあまりありませんが、スマホに夢中でうつむき気味になったり、姿勢が悪くなると、首に大きな負担がかかります。

人の体を真横から見たときに、耳、肩、くるぶしが一直線上に並んでいる正しい姿勢をしているときは、頭の重さを体全体で支えることができていて重心が安定しているので、首にだけ負担がかかることはありません。

ところが、頭を前に出したいわゆる「首猫背」の姿勢になっていると、重心を上手にコントロールすることができなくなり、首や肩、ひいては腰や足までが緊張してこわばった状態になります。また、目と連動した筋肉が首の後ろの深部にあるので、パソコンやスマホで目を酷使した結果、首こりにつながっている可能性もあります。

「片っぽエクササイズ」で首の後ろから肩にかけての筋膜をほぐすことで、首のまわりの緊張が解けてラクになります。

首から背骨にかけては、自律神経が集中している場所。ここがほぐれると首のこりや痛み、不快感がなくなるだけでなく、自律神経が安定するので、イライラや心のざわつき、気分の落ち込みなど、メンタルの不調も改善されていくでしょう。

片っぽエクササイズ 02

# 首こり

## Check

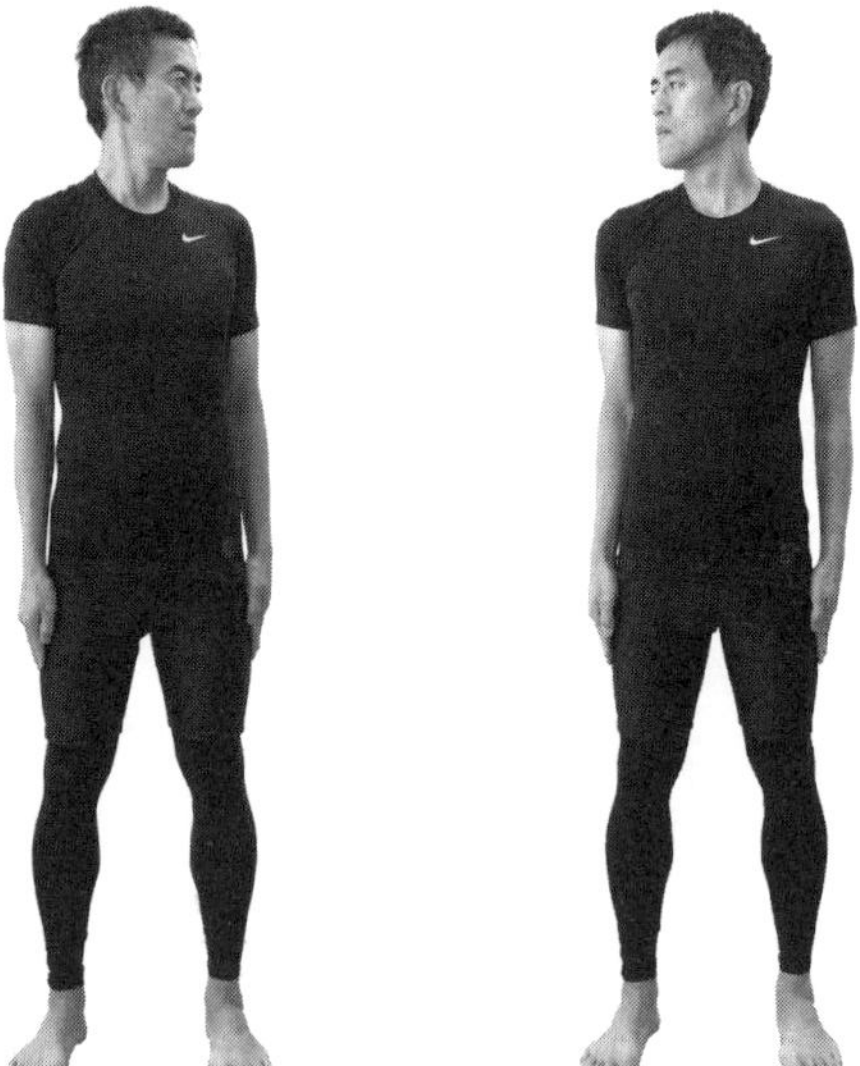

足を肩幅に開いて立ち、顔を左右に向けてみる。よりスムーズに顔が向けられる方向は左右のどちらかをチェック！

## 首の後ろの筋膜をほぐすと
## メンタルまで上向きになる

### Exercise

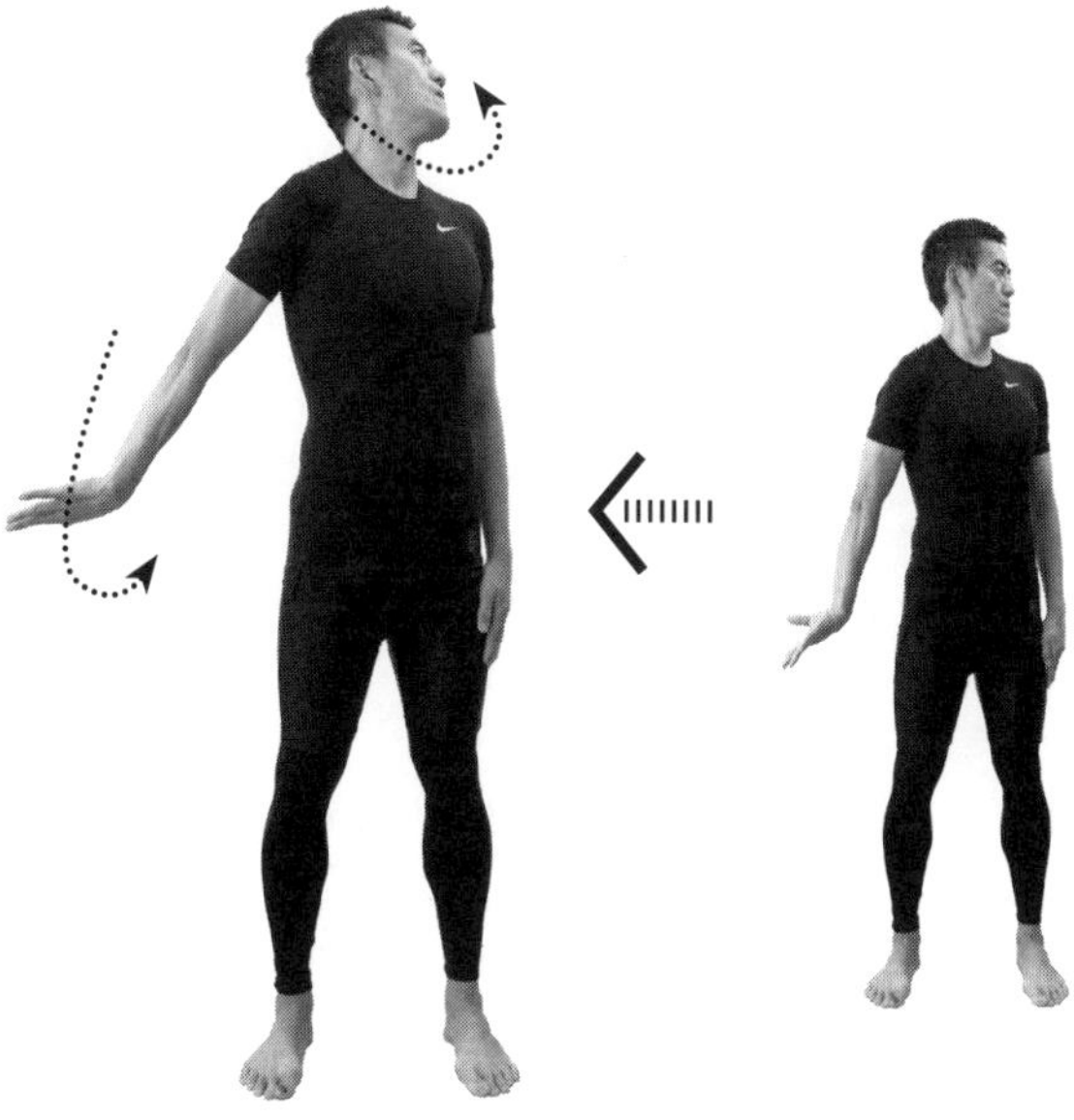

顔は向きやすい方に、さらに向ける。向きにくい方の腕は斜め 45 度に開き、親指側に向かって腕全体を回すようにしながら伸ばす。このポーズを 10 秒キープ。

片っぽエクササイズ

# 03

# 背中の痛み・ハリ

背中をリセットすることで自然に自信が生まれてくる

人の背骨（脊椎）は、頸椎、胸椎、腰椎の3つに分かれ、ゆるやかなS字カーブを描いているのが本来の状態です。猫背などの姿勢の乱れや生活習慣が原因でこのS字カーブが崩れることで、背中にハリや痛みを感じるようになります。

猫背はゆがみがある部位によって、うつむき気味の首猫背、背中が丸くなる背中猫背、腰が丸くなる腰猫背などがあります。

一般的にもっとも多いのが、胸椎が突き出て背中が丸くなるタイプです。背中が極端に弯曲しているため、ハリや痛みを感じるだけでなく、胃や腸など内臓にまで負担がかかり、胃腸障害が起こりやすくなります。

背中のハリや痛みを改善するためには、「片っぽエクササイズ」で背中の筋膜にアプローチして前後左右のバランスを整えることが重要です。よじれたり、こわばったりした筋膜がほぐれることで背中がリセットされ、正しい姿勢を取り戻せます。これによって全身の血流もよくなり、呼吸も深くなるので、身長が伸びるだけでなく健康にもいいことばかりです。

背中がリセットされて背筋が伸びると、メンタルにも大きく影響します。背中を丸めて縮こまった姿勢でいるときとは違い、ナチュラルな自信がわいてきて、どんな場面でも堂々と振る舞うことができます。

片っぽエクササイズ 03

# 背中の痛み・ハリ

## Check

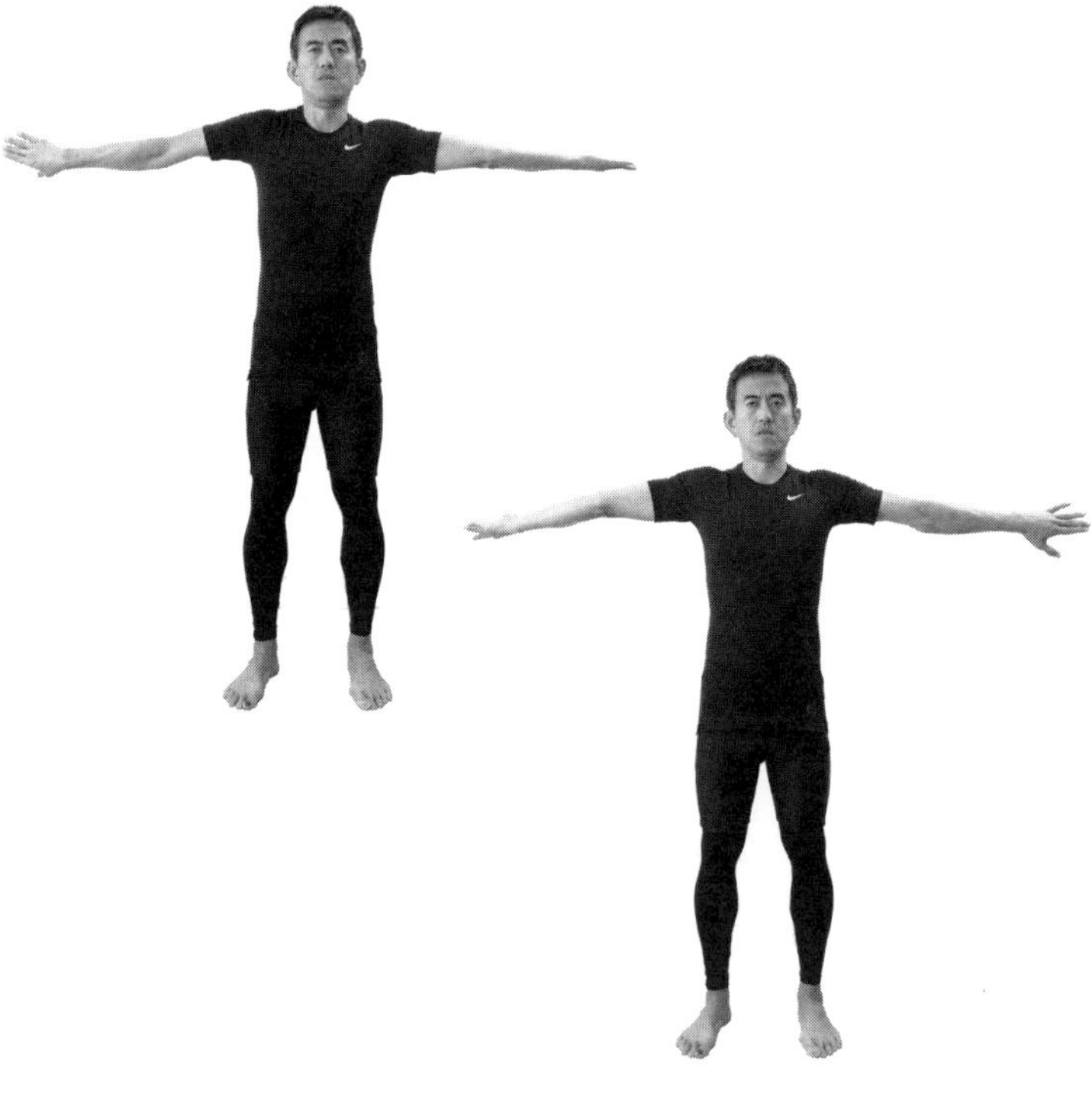

足は肩幅に開き、両手を真横に上げて、右手は内側方向に、左手は手のひらを上に向けるように外側方向に回す。反対側も同様に。

## 背中をリセットすることで自然に自信が生まれてくる

Exercise

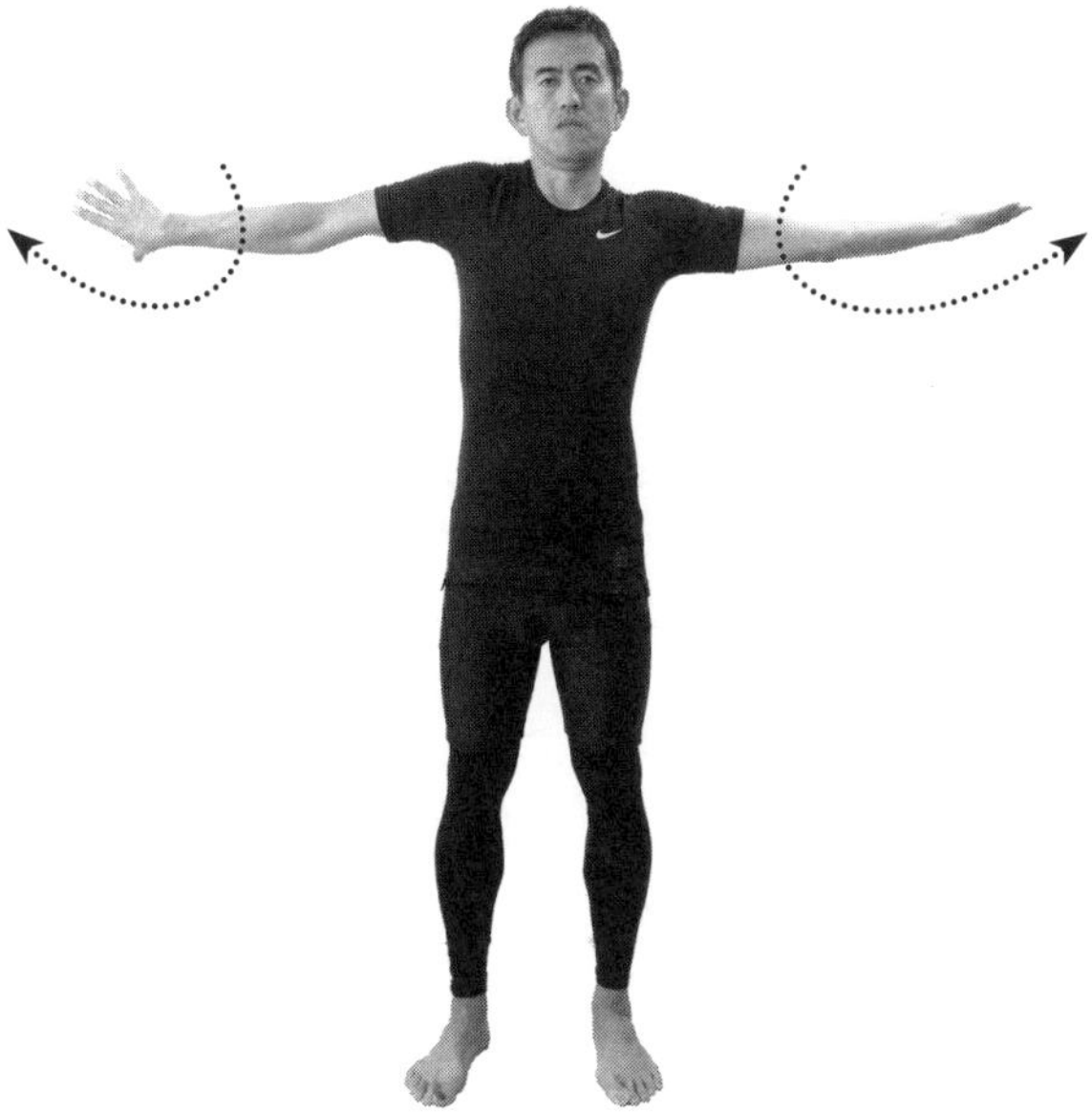

Checkで手をスムーズに回せたほうのポーズをとり、指先の方向に腕を伸ばす。背中が伸びていることを意識しながら10秒キープ。

片っぽエクササイズ

04

# 腰痛

## 体の要、腰がラクになると立ち振る舞いもスマートに

腰は、体の中で負担がかかりやすい部位で、厚生労働省の調べでは日本人の約4人に1人が腰痛を抱えているといわれています。

主な原因は、運動不足による筋肉の衰え、長時間の同じ姿勢、ぎっくり腰や椎間板ヘルニアなどの疾患、ストレスなどが考えられます。

腰の筋肉は加齢や運動不足などで衰えやすいことに加えて、頭部や胴部の重みが集中しているので、不調が起こりやすいのです。前かがみや中腰の姿勢をとると、立っているときの実に3～4倍の圧力が腰にかかります。

人の体は筋膜でひと続きになっているので、どこかが悪くなるとほかに影響します。たとえば運動不足で歩く機会が減って、股関節やその周辺の筋肉や筋膜が固くなると、隣接する腰にも影響があります。股関節が曲がらないせいで腰が曲がり、股関節が伸びないせいで腰が伸びるので、腰にかかる負担が大きくなります。また、骨盤の傾きや背骨のゆがみが原因で腰痛になることもあります。

股関節や背骨の筋膜にアプローチする「片っぽエクササイズ」で、腰の負担を和らげましょう。腰がラクになると体がスムーズに動くようになるので、ストレスも減って、いろいろなことに積極的になれます。背筋がピシッと伸びてスーツ姿もさまになり、立ち振る舞いもスマートになります。

片っぽエクササイズ 04

# 腰痛

## Check

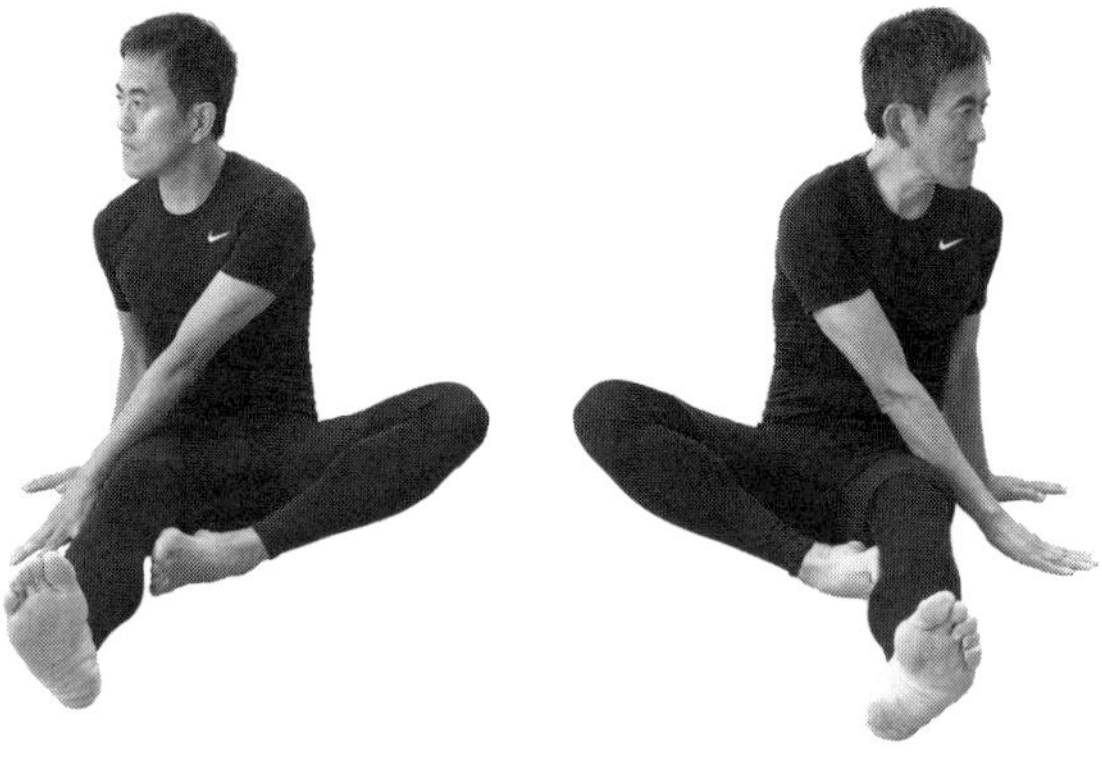

床に座って片足を曲げる。曲げた足と反対側の手をなるべく後方につくように、上半身を左右にひねる。やりやすい方向をチェック。

## 体の要、腰がラクになると立ち振る舞いもスマートに

Exercise

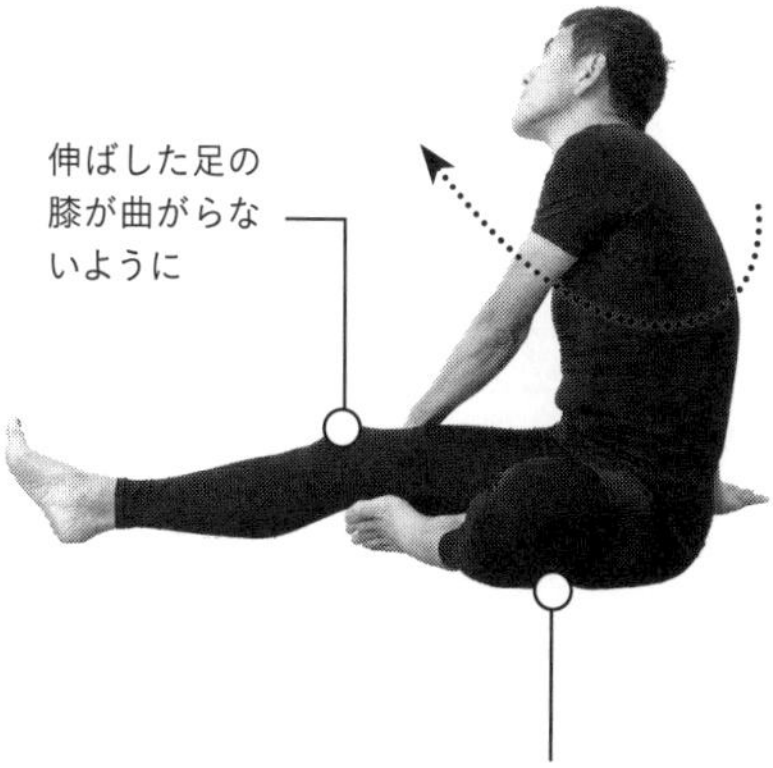
伸ばした足の膝が曲がらないように
曲げた足が床から離れないように

Checkでやりやすかった方向にさらに顔を向け、首すじ・背中・腰・臀部にハリ感を感じるところまで上半身をひねって10秒キープ。

片っぽエクササイズ

# 05

## ガニ股O脚

股関節が伸びて
足が長くなる。
立ち方が整えば
品格もアップ

Ｏ脚とは、立ったときに両膝の間が「Ｏ」の形に開いている状態をいいます。実際よりも身長が低く、足も短く見えてしまうだけでなく、どこかだらしなく、ガラの悪い印象を与えてしまうので損をします。

生まれつきや病気や怪我によるものもありますが、いちばん多い原因は姿勢など生活習慣によるものです。

ガニ股Ｏ脚は、太ももの骨が外にねじれて開いている状態です。靭帯やお尻まわりの外転筋群が常に緊張している状態なので、股関節が固く、動きが悪くなります。膝が完全に伸び切らず、少し曲がり、腰が反り返ったような姿勢になり、さらに体重が上からのることで関節に負担がかかり、変形が進みます。

ガニ股Ｏ脚を改善するためには、「片っぽエクササイズ」で太ももやお尻まわりの筋肉や筋膜のねじれをほぐし、筋肉の緊張のバランスを整えます。これによって股関節がスムーズに動くようになるので、膝が伸びてＯ脚も改善されます。

股関節や膝がスムーズに動くようになると、足が長くなって身長が高くなります。細身のパンツ姿も決まるようになります。これまでは膝が外側に曲がったチンピラ風の歩き方で周囲にマイナスイメージを与えていた人も、立ち姿や歩き姿がきれいになるので、品のよい印象を持ってもらえるでしょう。

片っぽエクササイズ 05

# ガニ股O脚

Check

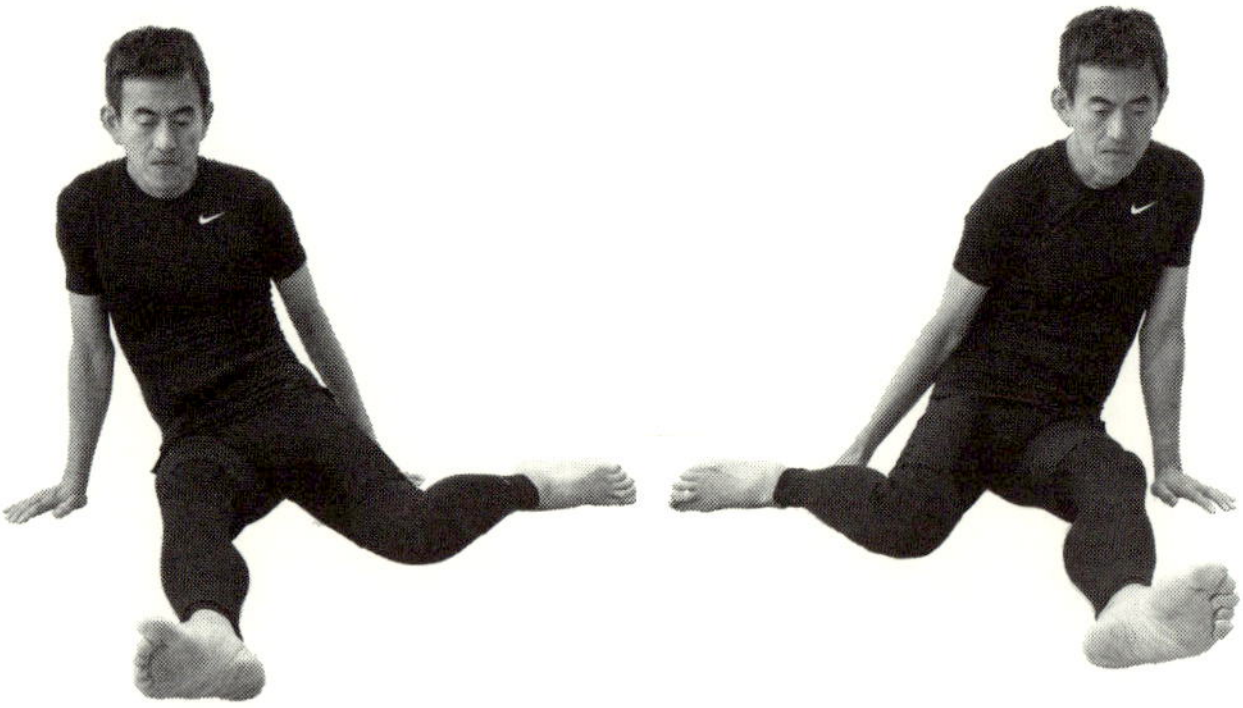

床に座って足を伸ばした状態で、お尻が浮かないようしながら、片方の膝だけを外側に曲げる。左右のどちらの膝が曲げにくいかをチェック。

## 股関節が伸びて足が長くなる。立ち方が整えば品格もアップ

**Exercise**

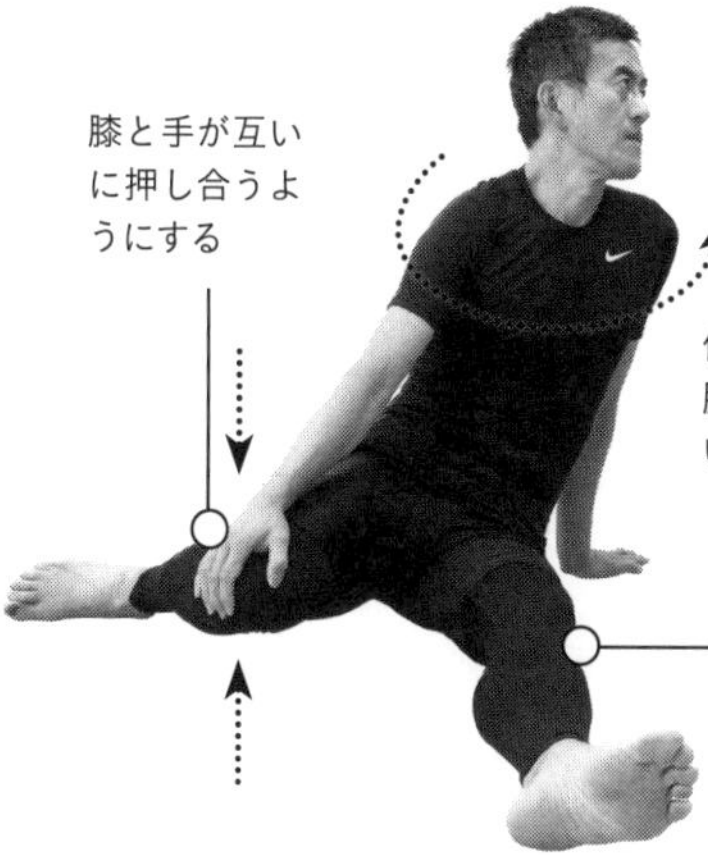
伸ばした脚の膝が曲がらないように


曲げにくいほうの姿勢をとり、膝は上に上げようとし、同じ側の手は押し下げようと互いに反発する。反対側の手をなるべく後方につくようにし、顔も反対側に向け、首すじ・背中・腰・臀部に張り感を感じるところまで上半身をひねり、10秒キープ。

片っぽエクササイズ

06

# X脚

内側に曲がった
足を整えて
颯爽と男らしく
歩こう!

X脚とは、両足を揃えて立ったときに、内くるぶし同士はついていないのに、両膝がぶつかってしまう状態のことをいいます。膝関節が内側にゆがんで「く」の字になってしまい、正面から見ると左右の足が「X」の文字のように見えることからこう呼ばれます。女性に多い症状ですが、最近では男性にも増えているといわれています。靴のかかとをチェックしたとき、極端に内側の擦り減りが大きい場合はX脚の可能性があります。

人は赤ちゃんのときは誰もがO脚なのですが、成長とともに真っ直ぐになります。しかし、ゆがんだ姿勢や歩き方のクセ、生活習慣によって筋力がアンバランスになり、O脚やX脚になってしまうのです。X脚の場合、骨盤が傾いたり、股関節が内側にねじれることで、重心が膝にかかってしまいます。

X脚は膝への負担がとても大きいので、放っておくと膝や股関節に痛みを感じるようになります。高齢になったときに変形性股関節症や変形性膝関節症になってしまい、歩行困難になったり、寝たきりになる可能性もあります。

今のうちに「片っぽエクササイズ」で股関節の柔軟性を高め、おもに太ももの内側にある内転筋群の筋膜にアプローチすることで、膝への負担を減らしましょう。足が真っ直ぐ伸びると背も高くなり、男らしく颯爽と歩けるようになります。

# X脚

## Check

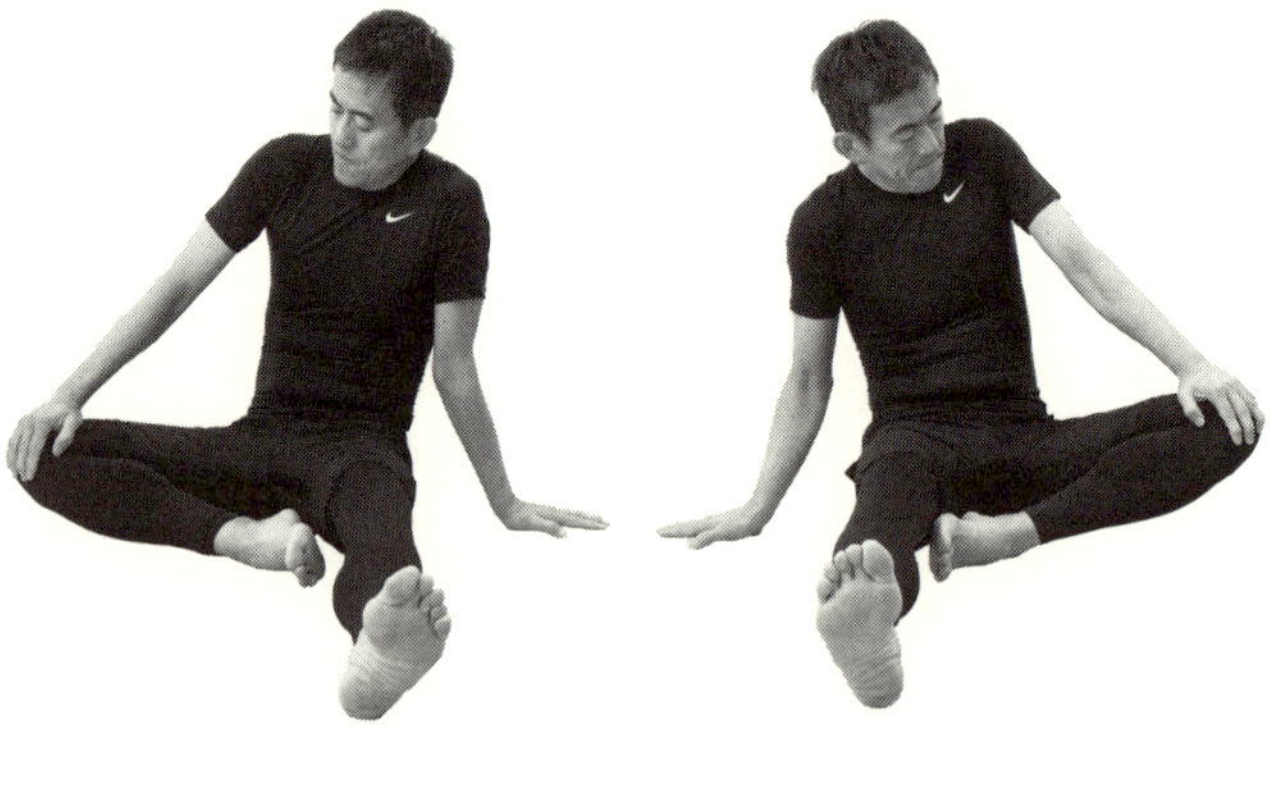

床に座って足を伸ばした状態で、お尻が浮かないように注意して、片足だけあぐらをかくように膝を外側に曲げる。膝を床の方に押して股関節を開こうとしたときに、左右のどちらが開きにくいかをチェック。

## 内側に曲がった足を整えて
## 颯爽と男らしく歩こう！

### Exercise

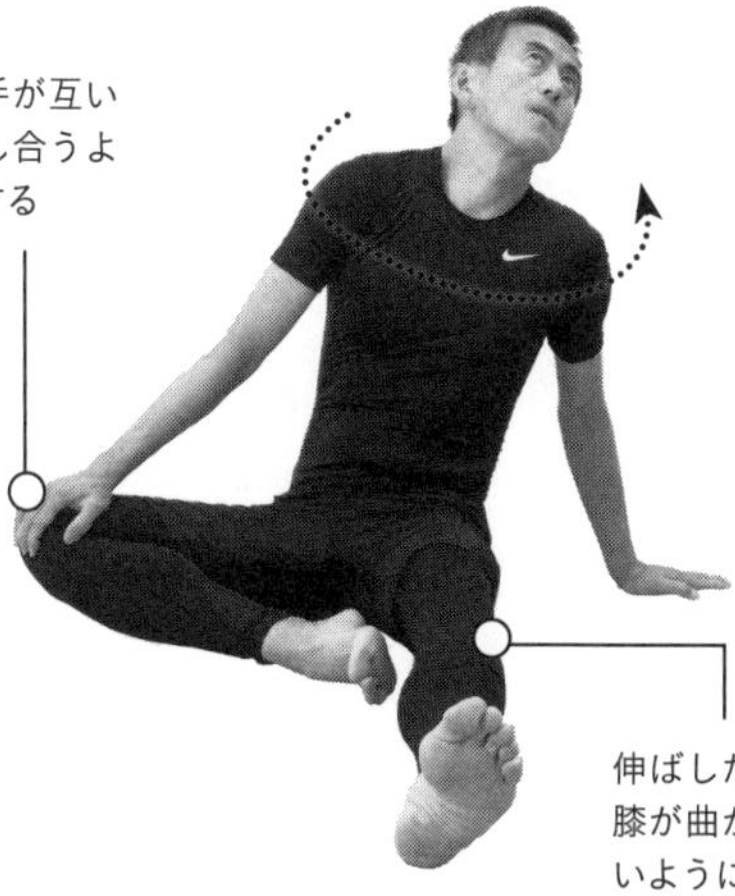

膝と手が互いに押し合うようにする
伸ばした足の膝が曲がらないように


開きにくいほうの姿勢をとり、膝は上に上げようとし、手は押し下げようと互いに反発する。反対側の手をなるべく後方につくようにし、顔も反対側に向け、首すじ・背中・腰・臀部にハリ感を感じるところまで上半身をひねり、10秒キープ。

片っぽエクササイズ

# 07

## 足がつる

ふくらはぎの筋膜をほぐしアクシデントを予防する

足がつるとは、足の筋肉が突然痙攣を起こし、筋肉が収縮したまま硬直して、元に戻りにくくなる現象です。つる部位はふくらはぎが多いのですが、足の指や足の側面、腱の周囲にも起こることがあります。

病気などではない場合、スポーツや寝ている間の発汗や排尿、脱水によって体内のカルシウムやマグネシウムなどのミネラルが不足することや、筋肉の疲労、冷えなどが原因だといわれています。加齢や運動不足で足の筋肉量が減ると、軽い運動でも足がつることがあります。

また、足に合っていない靴が原因のこともあります。特にソールやヒールの部分が固いビジネス用靴は足が疲れやすいものです。サイズが大きすぎても、小さすぎても、足の一部に無理な力がかかり、足の甲や土踏まずがつってしまうことがあります。靴はショップやブランドによってサイズが微妙に違います。靴を選ぶときは「自分は◯センチ」と決めつけず、試着してから買ったり、インソールを利用してサイズを調節するようにしましょう。

足がつりやすい人は、「片っぽエクササイズ」で足の筋膜をほぐし、筋肉の疲労や冷えを解消しましょう。ミネラル不足を補うために、ふだんからカルシウムやビタミンD、マグネシウムなどのミネラルをとることも大切です。

片っぽエクササイズ 07

# 足がつる

## Check

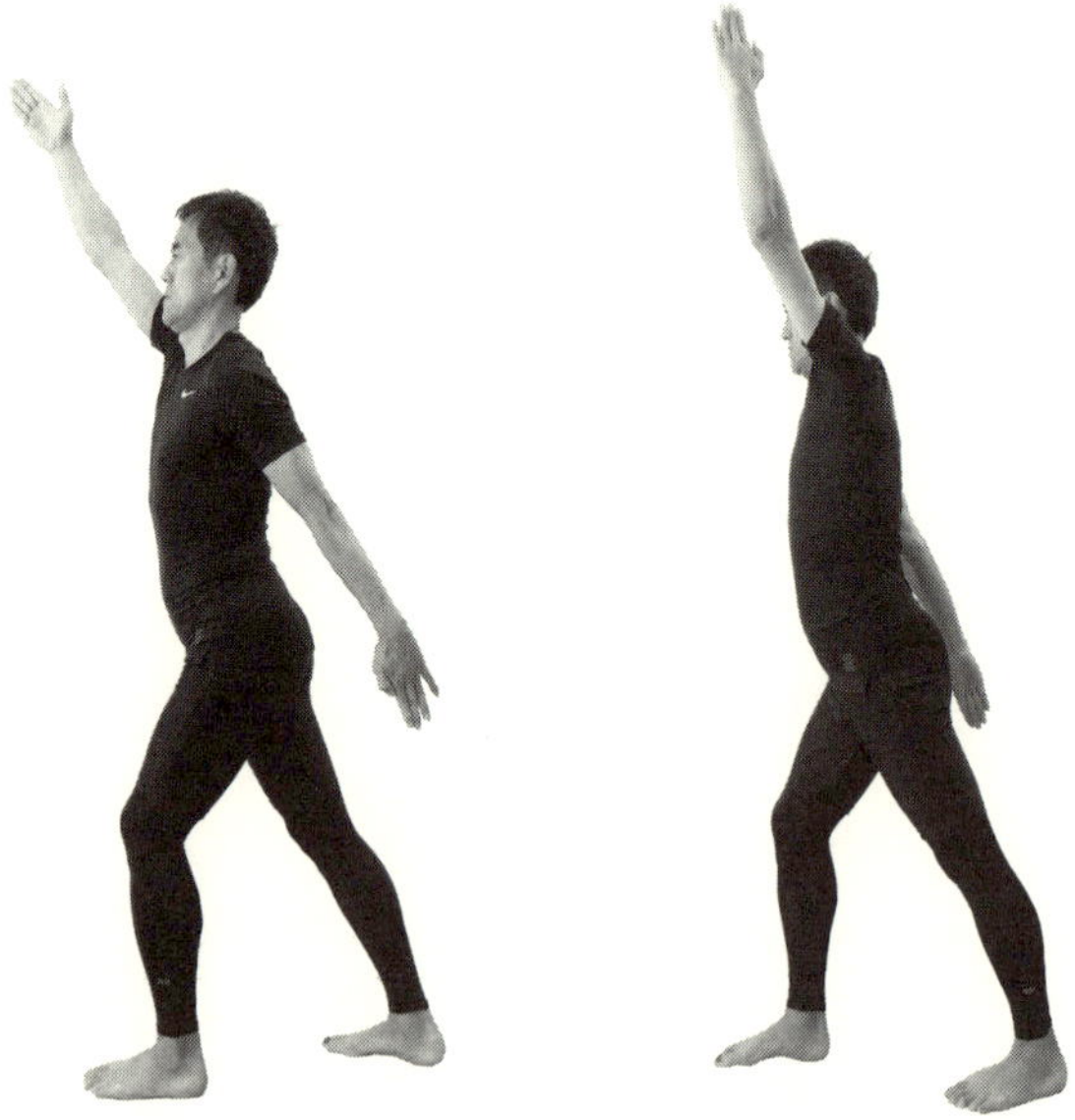

立った姿勢で片足をなるべく後ろに引く、同じ側の腕を斜め上に伸ばし、反対側の腕を斜め後ろに伸ばす。この姿勢で左右どちらがアキレス腱のつっぱりを感じないかをチェック。

## ふくらはぎの筋膜をほぐし
## アクシデントを予防する

### Exercise

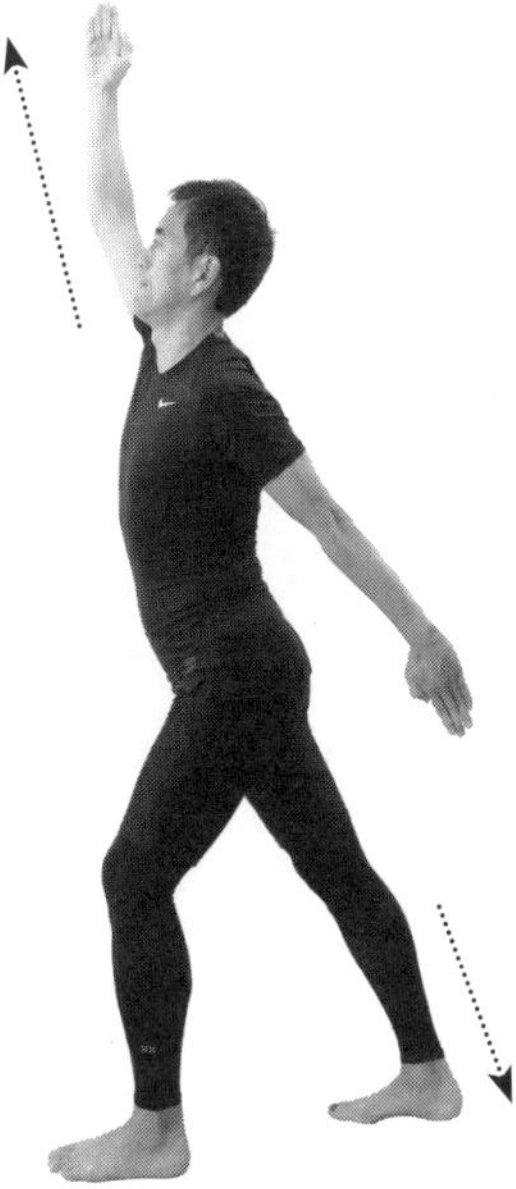

アキレス腱のつっぱりを感じなかったほうのポーズをとり、上げた腕と、後方に引いた足のアキレス腱とを互いに引っ張り合うように伸ばし、そのまま約10秒キープする。

片っぽエクササイズ

# 08

## ポッコリおなか

骨盤の位置を
正すことで
おなかが凹んで
外見もシャープに

「最近おなかが出てきたな」と感じている人は、食べ過ぎや飲み過ぎを控えることも大切ですが、同時に姿勢を見直してみましょう。ふだんから姿勢の悪い人は、ポッコリおなかになりやすいです。

加齢とともに筋力が衰え、加えてふだんの姿勢が悪いと、骨盤が前に傾いてしまい「反り腰」になりやすくなります。

反り腰とは、おなかを前に突き出した状態で、上半身の重みを腰と股関節のみで支えているため腰が反ってしまっている状態です。本人は反り腰の自覚はなく、むしろ背筋を伸ばしたよい姿勢のつもりでいる場合も多いのですが、腹筋やお尻の筋肉をうまく使えてないので、おなかがポッコリ出てしまいます。放っておくと腰痛やヘルニアなどの原因になることもあります。

反り腰でおなかや腰まわりの筋肉が緊張していると血流が悪くなるので、水分や老廃物を溜め込んで内蔵のはたらきも悪くなってしまうという悪循環です。

「片っぽエクササイズ」で前傾した骨盤を調整し、上半身のアンバランスを整えるために、こわばってしまった腰や足の筋肉をほぐしましょう。

骨盤が正しい位置に戻ると、反り腰やポッコリおなかも解消され、股関節がスムーズに動くようになります。見た目身長が伸びて全体にシャープな印象になります。

片っぽエクササイズ 08

# ポッコリおなか

## Check

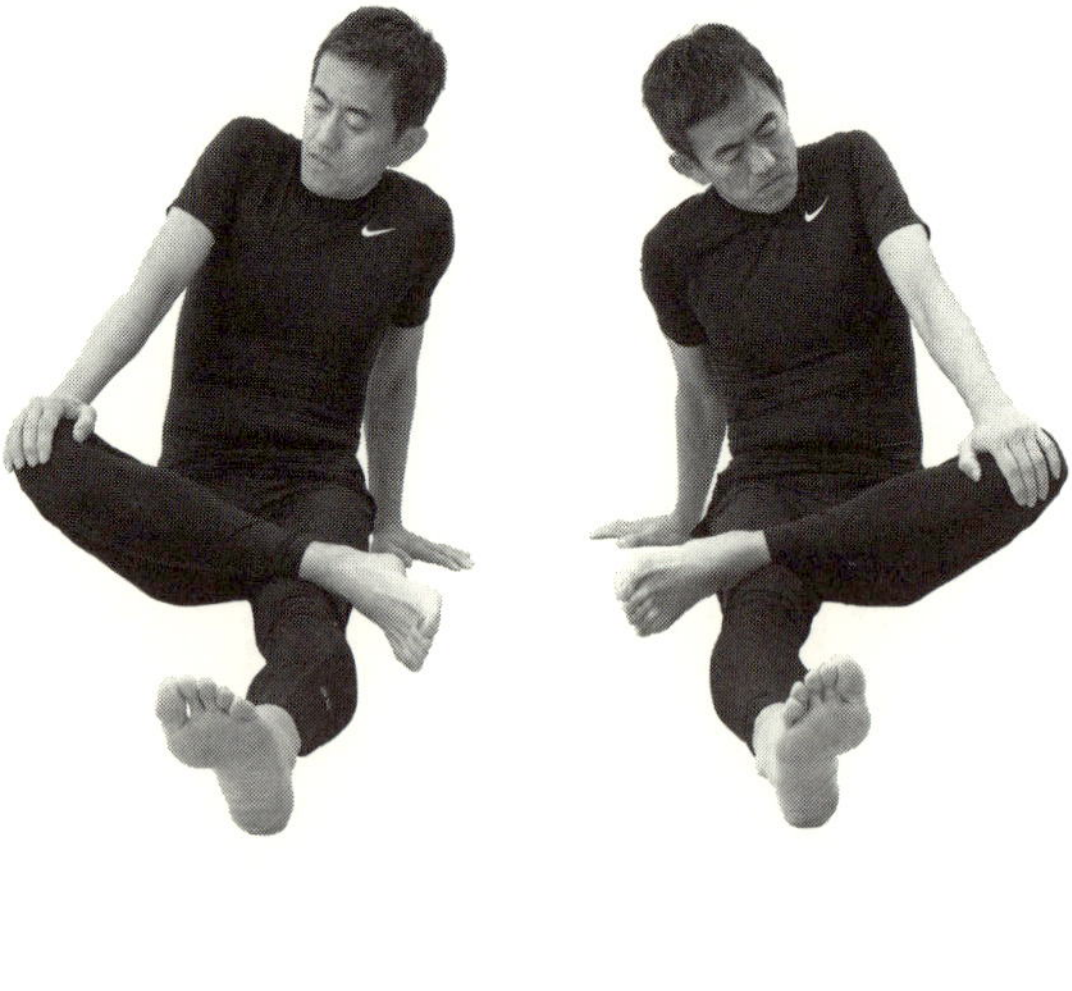

床に座って足を伸ばし、片手を後ろについて顔を手の方に向ける。反対側の膝を曲げ足首を太ももの上にのせ、膝を曲げた側の手で、膝を床方向に押す。押しやすい側をチェック。

## 骨盤の位置を正すことで
## おなかが凹んで外見もシャープに

### Exercise

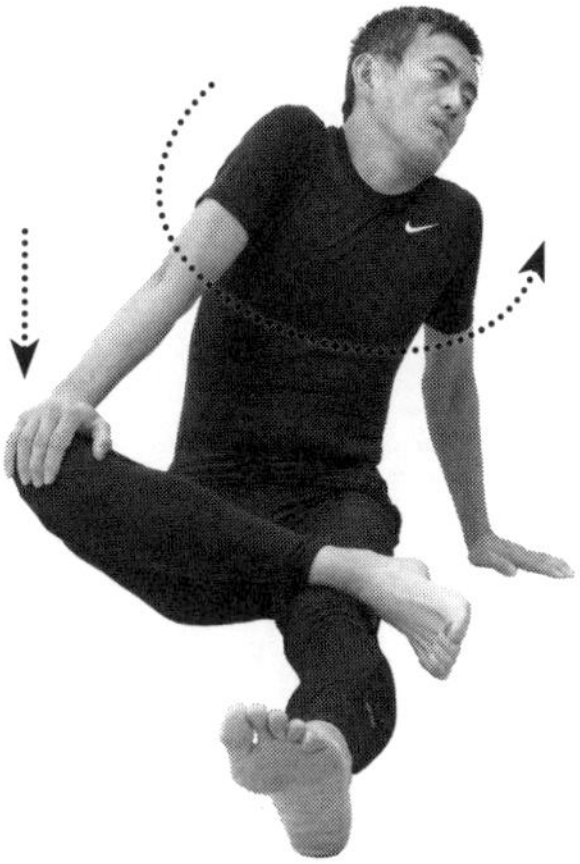

腕をなるべく後方につき、顔をなるべく後方に回旋、反対側の手で膝を床方向に押す。首すじ・背中・腰・臀部にハリ感を感じるところまで上半身を回旋させ、10秒キープする。

片っぽエクササイズ

# 09

## 精力減退

下半身の筋肉を
動かして
男性ホルモンの
分泌をアップ

男性にとってなかなか人に打ち明けられない悩みのひとつに、精力ダウンがあります。男性の精力のピークは、精巣で作られる男性ホルモンのテストステロンの分泌がもっとも多い10代後半から20代前半といわれています。加齢とともにテストステロンの分泌は減少していきます。テストステロンは、仕事の意欲にも関わるホルモンです。経営者や政治家、トレーダーなど、競争の厳しい職種の人はテストステロン値が高いという研究結果もあります。

テストステロンの分泌を高めるには運動が重要です。運動で筋肉に刺激を与えると筋肉の組織が破壊されます。それを増強するために、テストステロンが分泌される仕組みになっています。男性の場合は筋肉の約70%が下半身にあるので、下半身の筋肉に負荷をかけることで、より多くのテストステロンが作られるようになります。

リズミカルな刺激を与えることが重要なので、ウォーキングやジョギングなど有酸素運動はもちろん、片足でジャンプするだけでも刺激になります。片足ジャンプは自宅で手軽にできて、骨盤まわりの血流もアップするので、精力をアップしたい人にとってはぴったりの運動です。

笑顔でおこなうことも重要で、これによって脳内の幸せホルモン「セロトニン」の分泌も盛んになるので、精力アップ効果が倍増します。

片っぽエクササイズ 09

# 精力減退

## Check

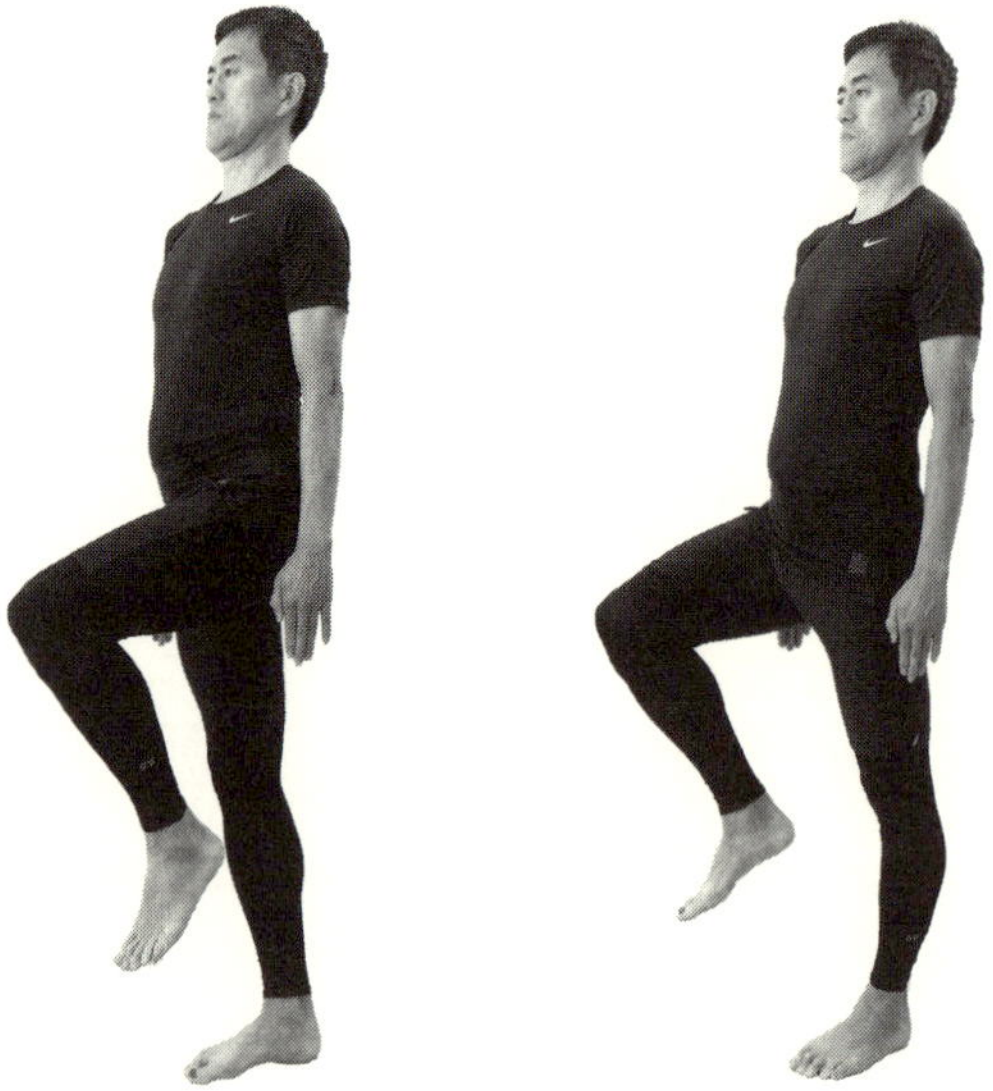

片足でジャンプをしたときに、左右の足のどちらがふらつかず、同じ位置で安定してジャンプできるかをチェック。

## 下半身の筋肉を動かして
## 男性ホルモンの分泌をアップ

### Exercise

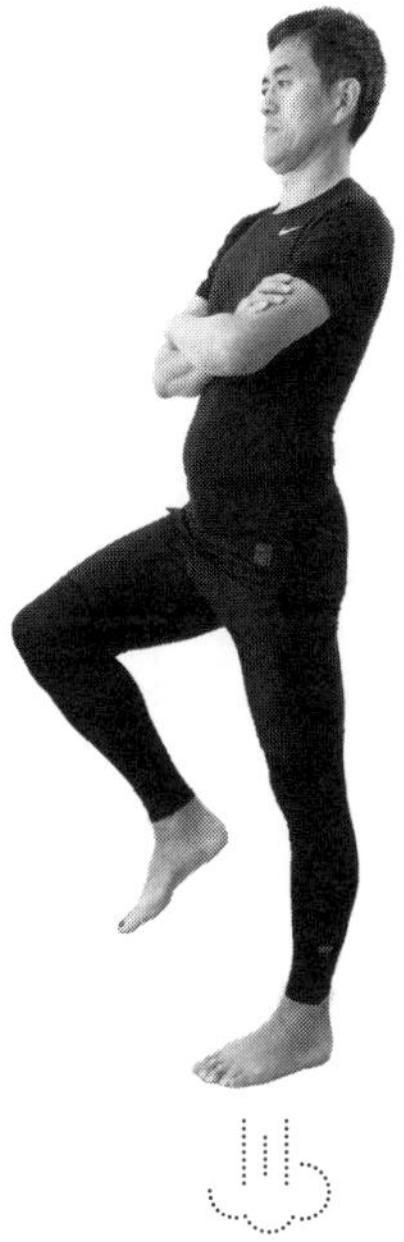

両腕を前で組み、Check の際に安定してジャンプできた方の足で、15～20 回ジャンプする。笑顔でジャンプすることも重要。

片っぽエクササイズ

10

# 免疫力低下

いざというとき
に頼れる
病気に負けない
体になる

「最近、風邪をひきやすくなったな」と感じている人は、免疫力が低下しているのかもしれません。免疫力とは、人の体に備わっているウイルスや病気から体を守る力のことです。加齢やストレス、睡眠不足、疲労の蓄積、自律神経の乱れ、血流ダウン、冷えなどが原因で低下するといわれています。

免疫力を上げるにはさまざまな方法がありますが、私がおすすめするのは手軽にできる足の指を回すエクササイズです。指先には毛細血管や神経が集まっているので、動かして刺激することで血流がよくなり、免疫力アップにもつながります。ふだんは動かさない足の中指や薬指を動かすことは、脳にもよい刺激を与えます。

仕事から帰ってきて靴や靴下を脱いだときに解放感を感じる人は、それだけふだん足の指が窮屈な状態にあるということです。足の指は心臓から遠く、体の中でいちばん血流が悪くなりやすい場所です。夏でも足の指に触れてみると冷たいと感じる場合は要注意です。足指を回して血行がよくなると、足がポカポカします。末端冷え症で眠れないという人は、寝る前に足指回しを試してみてください。

足の指をしっかり動かせるようになると、重心移動がスムーズにできるようになり、立つときや歩くときの姿勢がよくなります。いざというときに頼れる男でいるためにも、ふだんから免疫力は上げておきたいですね。

片っぽエクササイズ 10

# 免疫力低下

## Check

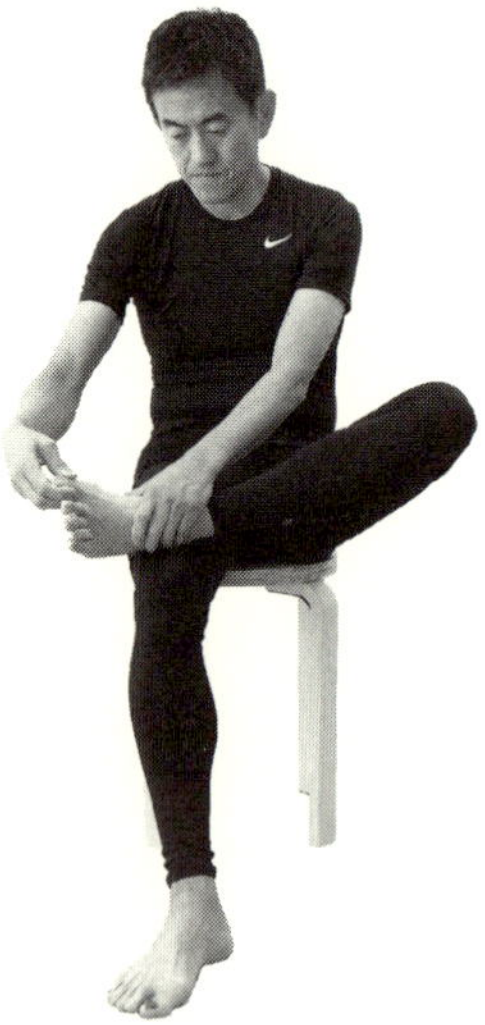

椅子に座って足首を膝にのせ、足の指の付け根を持って１本１本、右回し、左回ししてみて、スムーズに回る方をチェック。

## Exercise

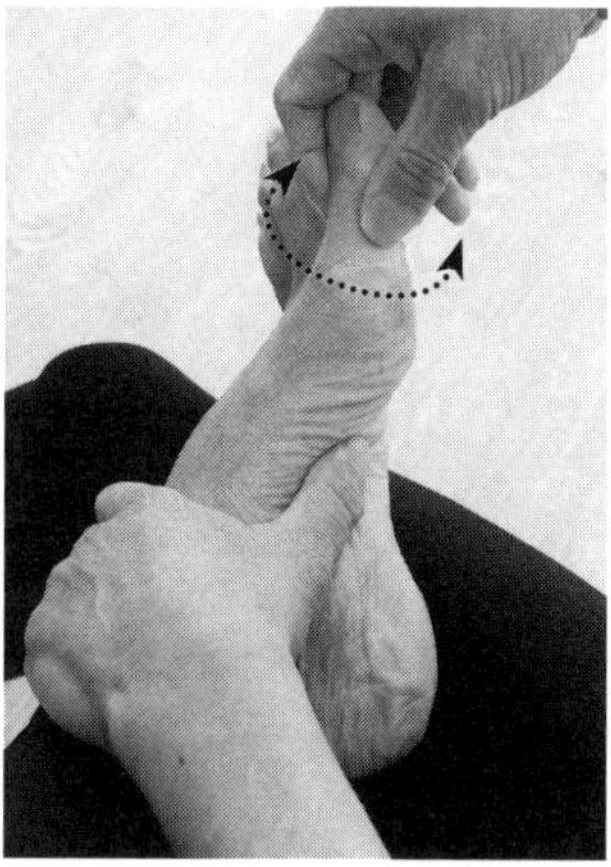

回しやすい方向に各指10回ずつ回す。その後に、回しにくかった方向にも回してみると、スムーズに回るようになっている。

片っぽエクササイズ

# 11

## 不眠

姿勢のリセットが
おこなわれる
睡眠時間を
有効化する！

人の体は、起きている間の姿勢の乱れや骨格のゆがみ、疲れた筋肉や筋膜を寝ている間にリセットしています。横になることで背骨や骨盤などを重力から解き放つことができるのです。また、睡眠中に寝返りをすることで、体が無意識のうちにゆがみをリセットしているともいわれています。最大身長を引き出すためにも、睡眠は欠かせない大事な時間です。

しかし、寝つきが悪い、すぐに目が覚めてしまう、寝てもスッキリしないなど、睡眠に関する悩みを抱えている人は意外に多いものです。睡眠不足が蓄積されていくと疲労が回復できず、仕事の効率が落ちてしまうでしょう。

背骨まわりの筋膜をリセットする「片っぽエクササイズ」で、1日はたらいた体をほぐしましょう。背骨は自律神経が集中しているので、背骨まわりをストレッチすることで自律神経のバランスも整います。眠りに必要なリラックスの神経＝副交感神経へのスイッチングもスムーズにおこなえるようになり、寝つきがよくなります。

このエクササイズは、ぬるめのお風呂にゆっくり入った後で、眠る前に布団の上でおこなうのもいいでしょう。

良質な睡眠をとることは、仕事でよいパフォーマンスをするために必要不可欠です。最近よく眠れていないという人は、ぜひ試してみてください。

片っぽエクササイズ 11

# 不眠

## Check

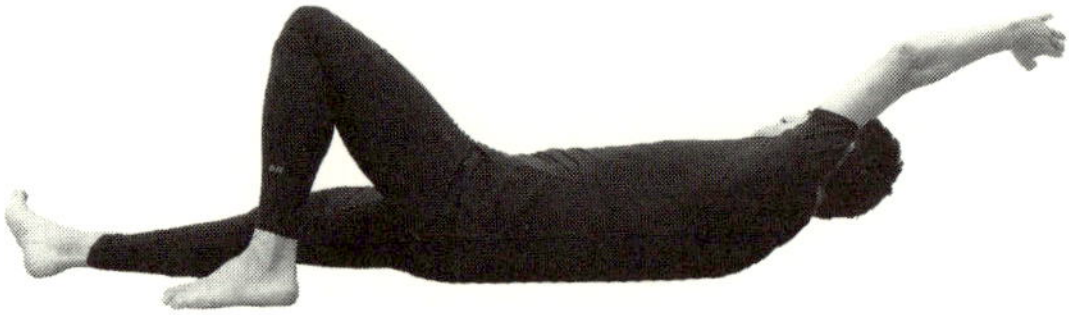

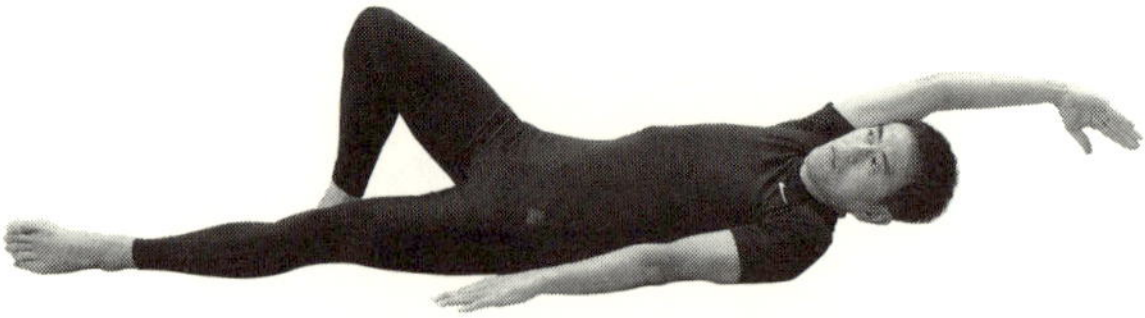

床に寝た状態で片膝を立て、片膝と同じ側の腕を上げて、反対側の斜め上方向に伸ばす。このとき、左右のどちらが背中のハリ感が少ないかをチェック。

## 姿勢のリセットがおこなわれる
## 睡眠時間を有効化する！

**Exercise**

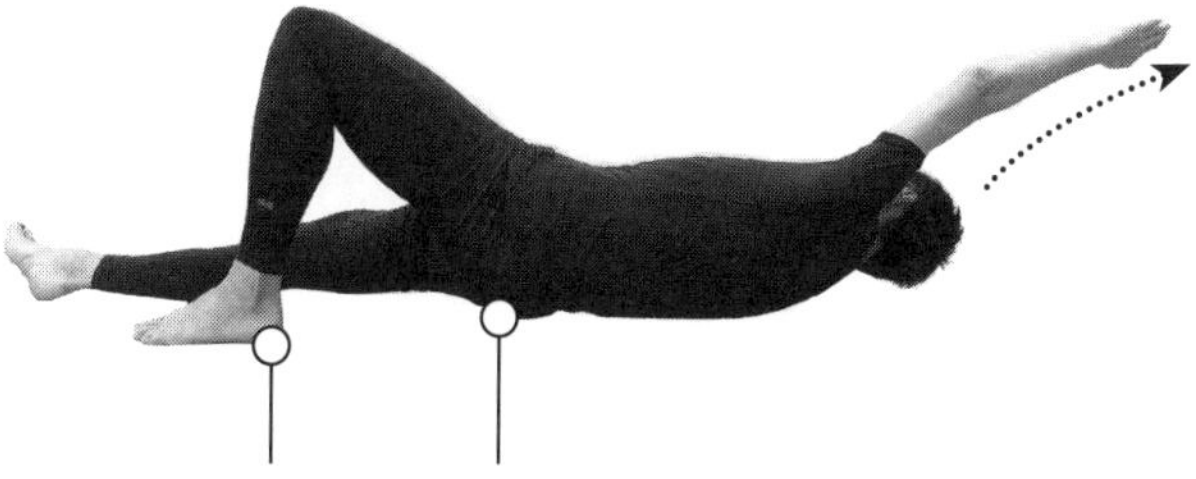


ハリが少ない方の姿勢で、膝を立てた側のお尻を浮かせるように、かかとを床に押しつける。背中から臀部にかけてツッパリ感を感じるまで、腕をさらに伸ばして10秒キープ。

片っぽエクササイズ

# 12

## 集中力低下

指先を動かして
脳を活性化。
集中力や記憶力も
アップ

仕事でうっかりミスをやらかしてしまう回数が増えた、最近どうもやる気が続かないなどの場合は、集中力が低下しているのかもしれません。

集中力を上げるために大切なのは、まずは姿勢です。姿勢が悪いと、首や肩、背中に負担がかかり、呼吸が浅くなることから、脳に行くはずの酸素量が少なくなってしまいます。背筋を伸ばした正しい姿勢で仕事に取り組むことが重要です。

どこでも気軽にできる集中力アップの方法として、指回しを紹介します。人の体のすべては脳の指令によって動いていますが、指先ほど脳の多くの部位が連携しながら、繊細に動かしている部分はありません。よく「手先が器用な人は認知症になりにくい」といわれていますが、指先をたくさん動かすということは、それだけ脳を活性化することにつながります。

脳が受ける刺激は大きく分けて2種類あります。外部から受ける刺激と、体の内部から受ける刺激です。なかでも即効性があるのは内部からの刺激で、皮膚に受けた刺激は直接脳に伝達されます。指回しをすることで脳に直接刺激を与えて、集中力や記憶力をアップさせることができるというわけです。

指回しはいつでもどこでもできるので、仕事が始まる前や大切な会議やプレゼンの前におこなう習慣をつけるといいですね。

片っぽエクササイズ 12

# 集中力低下

## Check

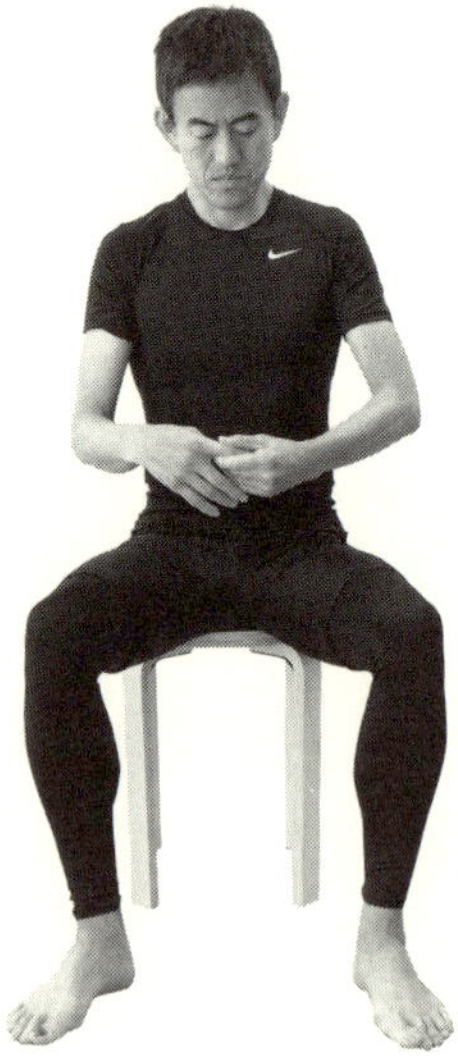

手の指の付け根を反対側の手で持って、1本1本、右回し、左回ししてみる。このときにスムーズに回る方をチェック。

## 指先を動かして脳を活性化。
## 集中力や記憶力もアップ

### Exercise

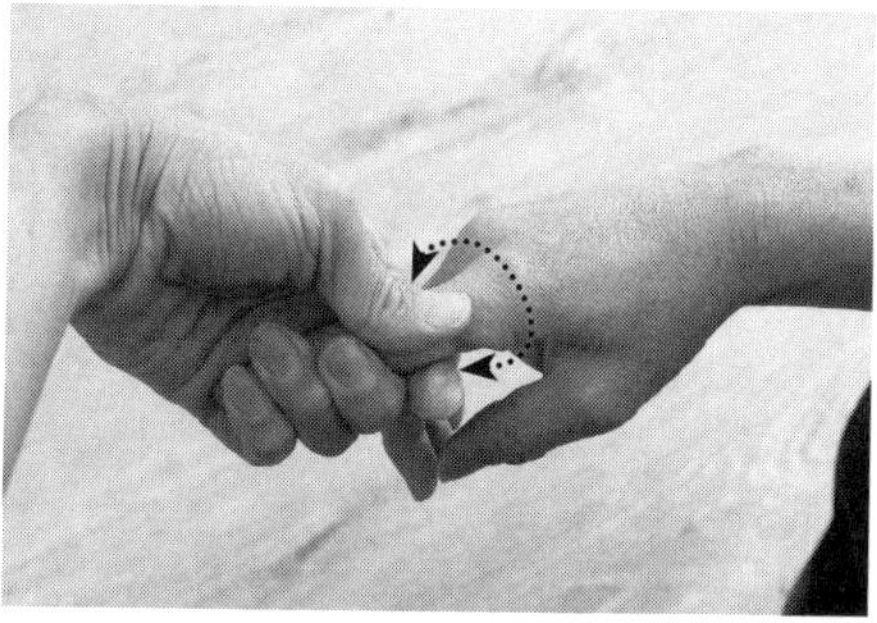

回しやすい方向に各指10回ずつ回す。その後に、回しにくかった方向にも回してみると、スムーズに回るようになっている。

# 実録 片っぽエクササイズで身長が高くなった！④

航空会社のキャビンアテンダント志望のDさん。試験を間近に控えた大学生のときに「あと2センチ身長を伸ばしたいんです！」と来院されました。

キャビンアテンダントの採用基準に身長制限が設けられている理由は、座席の上の荷物入れに手が届くことが、サービス面でも安全面でも必要だからだといいます。お客さまの荷物の出し入れを手伝ったり、離陸時にロックを確認することも重要な業務なのだそうです。

Dさんの場合は、女性特有の典型的なXO脚でした。XO脚とは、両膝はくっつくのに、左右の太ももの内側と、ふくらはぎの内側に隙間ができてしまう状態です。

施術後は3センチ身長が伸びたので、それを維持していただくために「基本の片っぽエクササイズ」に加えて「X脚」バージョンを毎日行うように指導しました。

その後、Cさんは無事試験に合格しました。英語が堪能だったので、きっと今ごろは世界中を飛び回っているのでしょう。

# 第5章

# 目線を上げて、人生を楽しもう！

背の順ではずっと
いちばん前だった。
親にも心配された
子ども時代の思い出

この章では、私自身の経験を交えながら、姿勢を正すこと、目線を上げる大切さについて語らせていただきたいと思います。

小学生のころの私は、先生から「背の順に並びなさい！」と号令をかけられると常にいちばん前でした。そのうち追い越せるだろうという思いは叶わず、1年生から6年生の卒業式まで、ずっといちばん前でした。1年生のときには「後ろから見たら、ランドセルが歩いている」と、両親が心配してくれていたことを覚えています。

自分自身は背が低くて不自由だとは感じていませんでしたが、体育の跳び箱の段数にはハンディキャップがあり、身長差は目に見えて影響しました。それでも、器械体操が得意だった私は、自分より背が高い人よりも高い段を飛べたときは、ちょっと得意げな気持ちになったものです。

中学校に入ってからは、少しずつ背が伸びてみんなに追いつき始め、卒業時には前から5番目ぐらいになっていました。

高校時代はアメリカンフットボールに打ち込み、毎日、ガンガン筋トレをしていました。成長期の適度な筋トレは成長ホルモンの分泌を促しますが、やりすぎると身長の伸びを妨げます。今振り返れば、この時期に激しいトレーニングをおこなって筋肉をつけすぎたことで、背が伸びにくくなったのかもしれません。

姿勢が悪いせいで
身長も縮んでしまい、
クライアントに
心配されたほど

スポーツに夢中だった学生時代を終えた私は、一度は企業に就職しましたが、医療の分野への関心を捨てられずにいました。患者を薬漬けにする現代医療にずっと疑問を抱いていたのです。人間の体はもっとすごい力を秘めていて、自分の体を自分で治す自然治癒力（イネイトインテリジェンス）があるはずだと考え、会社を辞めて、アメリカで当時ブームになっていたカイロプラクティックの世界に飛び込みました。

もともと私は、よく言えば頭が低く、悪く言えば誰にでもペコペコするのがクセになっていました。おまけにカイロプラクティックの施術は常に前かがみです。猫背がどんどんひどくなっていきました。

身長はさらに縮み、「カイロの先生なのに姿勢悪いよ！」と指摘されたこともあります。そんなときは「仕事のしすぎで！」と笑ってごまかしていました。

姿勢が悪いと目線が下がり、疲れて元気がない人に見えてしまうようで、自分が施術をしたクライアントから「先生もお大事に」と逆に心配されてしまうことも。

仕事相手と話をするときも相手の目を見られなくなり、交渉ごとで押しに負けて、不本意なことでも引き受けてしまうこともありました。断る勇気がだんだんなくなり、「矢野に頼めば断らないから」と、これはありがたい面もあるのですが「何でも屋の矢野・困ったときの矢野」という代名詞までつくようになってしまいました。

# 自信がない自分から
# タフな自分へ変わる
# 転機となった
# 「片っぽエクササイズ」

若くて元気なうちはいいのですが、さすがに50歳が近づいてくると無理がきかなくなり体が悲鳴をあげ始めました。ヘルニアを患い、コルセットなしではカイロプラクティックの仕事もできない状態でした。それでも私はスポーツ経験者で、マラソンや持久走を得意としていたので、自分の体は丈夫だと過信していたのかもしれません。

あるとき、たまたま受けた健診で心臓に病気が見つかり、「あと2日受診が遅かったら命がなかったかもしれない」と医師から告げられました。死に直面する経験をしたことで、自分が生きているのは当たり前じゃない、と思うようになりました。

1日1日を悔いなく過ごしたいと考えるうちに、まずは自分の姿勢を根本から改善してみようと考案したのが「片っぽエクササイズ」です。

誰でも、どこでも簡単にできて、姿勢のゆがみを自分で整えることのできるエクササイズにしよう、猫背で姿勢が悪かった人が、目線を上げて堂々と人と話せるように、少しでも自分に自信を持つためのお手伝いをしたいという思いで、多くのクライアントやスタッフに協力してもらい「片っぽエクササイズ」が生まれました。

かつては自分に自信がなく、クライアントにまで心配されていた私ですが、最近では自信を持って、臆することなく人と話せるようになりました。会う人会う人に「矢野さんって本当にタフですよね！」と言ってもらえるようになったのです。

# 装着するだけで姿勢を正す「Yano Ring」の開発秘話

カイロプラクティックの施術でゆがみを正し、姿勢を整えても、日常生活に戻ってしばらくすると、またゆがみが出てきてしまいます。体を前後左右均等に使う仕事はないので、どうしてもバランスが崩れてしまうのです。そこで私は「クライアントが日常生活の中で、自然に体のバランスを整えることができて、よい姿勢を習慣づけられるものを何か作れないだろうか？」と考えるようになりました。

そんなとき高齢の母が、家の中の段差につまずいて転び、手を骨折する怪我をしたのです。加齢とともに腰が曲がり、膝が外側に曲がってしまったせいで、足を上げにくくなっていたのが原因です。母の転倒防止のために考えたのが、足の横アーチを補強して足を上げやすくする、幅広のゴムバンドでした。これがきっかけで、私は「Ｙａｎｏ Ｒｉｎｇ（http://www.yanoring.co.jp/）」の開発をすることになります。

足の裏の筋膜は、全身の筋膜のつながり＝アナトミートレインの出発点です。ここにアプローチすることで足の筋肉を正しく使って立つことができるので、前後左右のバランスが自然に整い、重心を安定させることができます。

約４年かけて開発した「Ｙａｎｏ Ｒｉｎｇ」は、おかげさまで多くの方にご愛用いただき、「立ち仕事でも疲れなくなった」「ゴルフのスコアが伸びた」「マラソンのフォームがよくなった」など、たくさんのうれしい感想をいただいています。

# 仕事ができる人に
# 猫背はいない。
# 下は見ない、
# 決してブレない

私は仕事柄、企業トップや会社経営者、アスリートとの付き合いが多いのですが、常々感じているのは「仕事ができる人に猫背はいない」ということです。

仕事のできる人たちは、体の芯にビシッと一本筋が入っているかのように背筋が伸びていて、立ち振る舞いも堂々としています。目を輝かせて夢や将来のビジョンを語る姿は若々しく、体も大きく見えて、同性の自分から見ても「格好いいな」と思わず感心させられます。

圧倒的な存在感を持つ人のことを「あの人はオーラがある」といいます。オーラとは目に見えないものではありますが、その人の「姿勢」から発せられるのではないかと私は思っています。

トップでいることは、孤独と隣り合わせです。下を向いて愚痴や弱音を吐いている暇はなく、常に前や上を見据えて動かなくてはなりません。リスクや最終責任を負わなければならないという使命からか、皆さんとにかく腹が座っているというか、ブレがないです。それが姿勢にも表れているのではないでしょうか。

一朝一夕でその域に至ることはできませんが、姿勢をよくしようと心がけることは誰でもすぐに始めることができます。体の前後左右のバランスを整え、よい姿勢を意識しているうちに、それが自然に身についていきます。

実録

# 片っぽエクササイズで身長が高くなった！ ⑤

37歳の女性・Eさんは、教員である自分が登校拒否気味になってしまい、病院で自律神経失調症、うつ病と診断されました。「このままでは教員をやめなければならなくなる」と心配したお母様の紹介で来院されました。

Eさんは顔色が悪くて生気がなく「この状態で子どもたちを教えるのは無理だな」と感じました。

背骨のゆがみもひどく、前をしっかり向ける状態ではありませんでしたが、施術して姿勢がよくなると顔色が少し戻り、笑顔も見られました。

自律神経とは字のごとく「自《みずか》らを律《りっ》する神の経《みち》」と書きます。自律神経の塊である背骨がゆがむと、体にもメンタルにも影響が出てしまいます。

それから何度か施術に来られ、自宅でもできる「基本の片っぽエクササイズ」と、「肩こり」「背中の痛み・ハリ」バージョンを指導しました。

1か月後、元気に仕事に復帰されたと報告がありました。頭痛、不眠症、生理不順も改善したと、喜んでいただけました。

# おわりに

私は学生時代からずっとスポーツをやっていたので、もともとエクササイズやストレッチ、筋肉を増強するトレーニング方法などには深い関心がありました。

カイロプラクティックの仕事をするようになり、延べ12万人のクライアントの体を診てきて感じたことは、「前後左右の筋肉をバランスよく使えている人はほとんどいない、誰でも体のどこかにゆがみがある」ということでした。

世間に数多あるエクササイズやトレーニングの本には、どれも「左右同じ回数だけ」「左右同じ負荷で」体を動かすように書かれています。このことに、私は強烈な違和感を抱いていました。

専門トレーナーがついたアスリートでもない限り、もともと体にゆがみがある人が前後左右同じようにトレーニングしても、ゆがみは解消されないからです。それどころか、余計にひどくなることもあります。

そこで私が考案したのが「片っぽエクササイズ」でした。

猫背や反り腰などの姿勢の悪さや体のクセ、生活習慣、仕事柄など、さまざまな原因で前後左右の筋肉のバランスが崩れてしまい、それによって骨格が影響を受け、身長まで縮んでしまった人たちのためには、今までになかった前後左右のバランスを整えるエクササイズが必要だと考えたのです。

骨格がゆがんで、身長が低くなってしまった人
目線が下がって、自分に自信を持てなくなった人
仕事への意欲や集中力がなかなか続かない人
肩や腰などが痛く、いつも体に不調を感じている人
呼吸が浅くなって、いつも息苦しさを感じている人

かつての私のような悩みを抱えたすべての人に、この本をお届けしたいと思います。姿勢ひとつで、人生は前向きに変えることができます。本書を手に取ってくださった皆様が、ハッピーになれるように心から願っています。

2018年2月

矢野宏一

# 参考文献

●『人体の張力ネットワーク 膜・筋膜 —最新知見と治療アプローチ』
Robert Schleip, et.al 著／竹井仁 監訳（医歯薬出版）
●『アナトミー・トレイン』
板場英行・石井慎一郎 訳（医学書院）
●『ネッター解剖学アトラス原書第6版』
F.H.Netter 著／相磯貞和 翻訳（南江堂）
●『カイロプラクティック総覧』
スコット・ハルデマン／本間三郎 竹谷内宏明 翻訳（エンタプライズ）
●『アクティベータメソッド・カイロプラクティック・テクニック』
アラン・ファー 著／保井志之 翻訳（エンタプライズ）
●『コズモグラフィー —シナジェティクス原理』
R・バックミンスター フラー 著／梶川泰司翻訳（白揚社）
●『新編 臨床家のための連動操体法』
根本良一 著（エンタプライズ）
●『脳とニューロン』（ニュートン別冊）
●『ブレインブック THE BRAIN BOOK みえる脳』
養老孟司 監修／内山安男、柚崎通介 翻訳（南江堂）

## 矢野宏一 | Koichi Yano

カイロプラクティックドクター
株式会社 YanoRing 代表取締役
矢野カイロプラクティック長浜　院長
プライベート矢野カイロプラクティック恵比寿　院長


1961 年滋賀県長浜市に生まれる。薬を使わない医療（カイロプラクティック）の人間が本来持つ自然治癒力を導き出す治療方法に感銘を受け、カイロプラクティックの本場アメリカにて学位を取得し、約 30 年の施術経験を持つ。現在までの総クライアント数は 12 万人を超え、教え子は 500 名以上。「ドクター矢野～ん」として、テレビや雑誌、著書などで活躍中。元日本カイロプラクティックドクター専門学院名古屋校学院長。楽天ランキング 1 位（健康部門）を獲得した、足の横アーチ用ゴムバンド（実用新案登録 NO3196728 号）「Yano Ring」の考案・開発者。
米国クリーブランドカイロプラクティック大学 J 学士号取得（BCSC）
米国サージカルマッサージセラピスト取得（カリフォルニア州公認）
米国ライフカイロプラクティック大学ウエスト（人体解剖学全課程修了）
米国アクティベーターメソッド社（公認ドクター）
ICA（インターナショナル・カイロプラクティック会）会員
国際マッケンジー協会認定療法師　( 日本のカイロプラクティック界第 1 号 )


●装丁　中野一弘
●ブックデザイン　中野妙
●イラスト　岡田丈
●写真　松橋晶子
●校正　佐藤真由美
●編集　佐治環
●構成　薫風社
● Special thanks
上野徹也
窪田俊郎

最速で見た目を変える
**身長を3センチ高くしてデキる男になる方法**

2018 年 3 月 13 日　第 1 版第 1 刷発行

著　者　矢野宏一
発行者　玉越直人
発行所　WAVE 出版
〒 102-0074　千代田区九段南 3 丁目 9 番 12 号
TEL 03-3261-3713　FAX 03-3261-3823
振替 00100-7-366376
info@wave-publishers.co.jp
http://www.wave-publishers.co.jp
印刷・製本　シナノパブリッシングプレス




ISBN978-4-86621-136-7
NDC492 144P 19cm